Caroline Bechmann
Dominique Reimer

Ich kann schon schlafen!

Entspannte Nächte für dein Kind und dich
Bindungsorientierte Lösungen
zum Ein- und Durchschlafen

humboldt

In diesem Buch sprechen wir – der Einfachheit halber – von Müttern und Vätern. Uns ist bewusst, dass Familienkonstellationen bunt und vielfältig sein können und das ist auch gut so. Wir haben daher versucht, unsere Texte, wenn möglich, so offen zu formulieren, dass sie für die verschiedensten Familien passend sind. Uns ist aber klar, dass uns das sicherlich nicht immer ganz perfekt gelingt.

INHALT

Der erste Schritt ist getan

Schön, dass du dieses Buch in deinen Händen hältst und dir Unterstützung für eure Schlafsituation suchst. Dadurch hast du schon einen großen Schritt in Richtung Veränderung gemacht.

Hinter diesem Buch stehen wir, zwei bindungs- und bedürfnisorientierte Schlafberaterinnen, die schon sehr vielen Familien bei ihren Anliegen rund um das Thema Schlafen geholfen haben. Wir beide wissen genau, wie oft man als Elternteil an seine persönlichen Grenzen stößt und wie kräftezehrend Nächte sein können – sowohl aus eigener Erfahrung als auch aus unseren Beratungen. Schlaf ist etwas unfassbar Wichtiges. Ein körperliches Grundbedürfnis, ohne dessen Erfüllung wir nicht leben könnten.

Ist man erst einmal an einen Punkt gelangt, an dem es einem an Schlaf mangelt, merkt man, wie sehr die nächtliche Erholung fehlt. Vielleicht fühlst du dich aktuell allein gelassen mit deiner Situation und suchst nach Lösungen und hilfreichen Impulsen, um eure Situation grundlegend zu verbessern. Nachdem du dieses Buch gelesen hast, **wirst du das Schlafverhalten deines Kindes besser verstehen** und die **Schlafsituation für euch alle entspannter gestalten** können.

Wir unterstützen dich dabei, wieder die „Kontrolle" über eine vermeintlich hilflose Situation zurückzugewinnen, indem wir dir Mut machen, deinen Weg zu gehen und zu finden. Wir schaffen Verständnis für dich und dein Kind und geben dir viele praktische Tipps, damit du bzw. ihr eure Schlafsituation so angenehm wie möglich gestalten könnt.

Der Schlaf unserer Kinder – ein nicht nur kontroverses, sondern auch für viele Eltern sehr belastendes Thema. Viele Schlafprobleme sind falschen Erwartungen und Mythen geschuldet, mit denen Familien oft schon vor der Geburt ihrer Kinder immer wieder konfrontiert werden. Wurde dir in der Schwangerschaft auch schon der Tipp gegeben, dein Kind niemals in den Schlaf zu stillen oder zu tragen? Hat man dich bereits wenige Wochen nach der Geburt gefragt, ob dein Kind denn „endlich" durchschläft?

Mit diesen Erwartungshaltungen und Unsicherheiten, die an Familien herangetragen werden, möchten wir in diesem Buch aufräumen. Als Schlafberaterinnen haben wir schon viele tausend Familien auf ihrem individuellen Weg zu erholsamerem Schlaf begleitet. Dabei werden wir immer wieder mit ähnlichen Themen konfrontiert: Babys und Kleinkinder, die lange zum Einschlafen brauchen, die beim Schlafen viel Nähe und Körperkontakt zu ihren Eltern einfordern, Kinder, die nachts oft aufwachen, viel gestillt werden möchten oder auch gerne in den Schlaf getragen werden.

Andere Kinder schlafen immer besser

Dabei schlafen doch gefühlt die Kinder aller anderen Familien schon früh alleine ein und brauchen auch nachts keine Hilfe mehr. Oder? Wir können dir versichern: Die Realität sieht anders aus. Sollte dein Kind also nicht zu diesen Kindern gehören, die sich wohl jede Familie von Zeit zu Zeit mal herbeisehnt, dann hast du ein ganz normales Kind. Ein Kind, das beim Schlafen noch deine Unterstützung und Begleitung benötigt. Und dafür gibt es viele Gründe.

Kann das anstrengend sein? Oh ja! Stößt man hier als Eltern manchmal an seine Grenzen? Oh ja, auch das ist nicht ungewöhnlich. Das sehen wir nicht nur in unseren Beratungen, auch unsere eigenen Kinder stellen uns da immer wieder vor große Herausforderungen. Du bist also ganz sicher nicht alleine mit dieser Situation.

Unser Fokus: eure Schlafsituation

Wir haben uns gefragt, wie wir dir mit einem Buch helfen können. Schließlich gibt es doch schon so viele Bücher zu kindlichen Entwicklungsthemen, aber auch speziell zum Kinderschlaf. Dieses Buch, das du hier in den Händen hältst, soll dich aber – ähnlich wie eine unserer Beratungen – hinsichtlich eurer Schlafsituation begleiten. Wir schauen uns den Schlaf deines Kindes an: Warum braucht es abends lange zum Einschlafen, warum wird es nachts wach und wieso braucht es in manchen Phasen ganz besonders viel Nähe?

Wenn man sich als Eltern diese Fragen beantworten kann, kann man mit der Schlafsituation oft schon sehr viel entspannter umgehen. Denn man versteht sein Kind besser, kann entsprechend reagieren und gelassener in die Zukunft blicken.

Wir geben dir mit diesem Buch **praktische Lösungsansätze** an die Hand, die wir schon vielfach erprobt haben. Du sollst durch dieses Buch in der Lage sein, eure Schlafsituation zu verstehen und die Hintergründe zu kennen, aber ebenso Möglichkeiten erfahren, wie du eure Schlafsituation kindgerecht und bindungsorientiert verändern kannst, wenn sie dich oder deine Familie an ihre Grenzen bringt.

Kindgerechte Veränderungen sind möglich

Denn auch, wenn wir dir deutlich machen wollen, dass dein Kind sich sicherlich ganz normal entwickelt und der kindliche Schlaf eben auch mal herausfordernd ist, so gibt es doch Situationen, in denen du etwas verändern kannst. Dabei sollte das Ziel kein durchschlafendes Kind sein, das alleine in seinem Bettchen einschläft und dich von 19 bis 7 Uhr nicht belästigt – denn das würde der kindlichen Entwicklung nicht entsprechen und sollte nicht deine Erwartung sein.

Aber oft sind es schon die kleinen Veränderungen, durch die alle Familienmitglieder mit der Schlafsituation entspannter und gelassener umgehen können. Daher schauen wir uns die für Eltern typischerweise besonders belastenden Situationen gemeinsam ganz genau an.

Du erhältst in diesem Buch also nicht nur **Hintergrundwissen**, sondern **viele praktische Hilfestellungen und Impulse** – damit ihr eure individuelle Schlafsituation zuhause so entspannt wie möglich gestalten könnt.

Wir haben dir auf unserer Website hilfreiches Download-Material bereitgestellt. QR-Codes im Text führen dich direkt dorthin und du kannst dir die Materialien ausdrucken.

Eines darfst du nicht vergessen: **Dein Kind kann schon schlafen**. Wir zeigen dir, wie es sich dabei geborgen und sicher fühlen kann und alle Bedürfnisse der Familie Berücksichtigung finden können.

FAMILIE – EIN SYSTEM VON BEDÜRFNISSEN

Kennst du diese Abende, an denen du keine Geduld mehr für eine Einschlafbegleitung hast und einfach nur deine Ruhe möchtest? Dein Kind dich aber gerade jetzt ganz besonders braucht? Oder die Nächte, in denen du mal einige Stunden am Stück schlafen möchtest, dein Kind aber deine Nähe einfordert und dich kaum schlafen lässt? Genau in solchen Situationen entstehen Konflikte – zwischen den Bedürfnissen deines Kindes nach vor allem Nähe und Sicherheit und deinen Bedürfnissen nach Erholung und Schlaf. Rund um die Schlafsituation passiert das besonders häufig.

Die Situation kommt dir sicherlich bekannt vor: Der Tag war stressig, du bist müde und willst endlich mal ein paar Minuten einfach nur für dich haben. Am Abend machst du dein Kind fertig zum Schlafen. Schon währenddessen geratet ihr häufiger aneinander. Mal wegen des Schlafanzuges, dann wegen der Windel und am Ende wegen des Zähneputzens. Auf der einen Seite möchte dein Kind nicht ins Bett, aber auf der anderen Seite möchtest du endlich deine Ruhe haben.

Achtung: Genau in einer solchen Situation prallen zwei unterschiedliche Bedürfnisse aufeinander, wodurch ein **Bedürfnis-Konflikt** entsteht.

Unerfüllte Bedürfnisse in der Familie

Konflikte sind hinderlich für den Einschlafprozess am Abend und das Schlafen in der Nacht, denn mit Wut und Anspannung schläft es sich nicht gut. Starke Gefühle können dann noch einmal alle Beteiligten aufheizen und somit haben es dein Kind und du schwer, sich zu entspannen und zur Ruhe zu finden. Bei dir als Elternteil spielt dann eventuell auch noch die Ungeduld mit hinein, weil du selbst ganz dringend Zeit und Ruhe für dich brauchst. Und dass du während der Einschlafbegleitung oder nächtlichen Betreuung manchmal wütend wirst, ist vollkommen „normal". Du kannst uns glauben, dass es den meisten Eltern phasenweise so geht. Denn Schlafen ist ein Grundbedürfnis des Menschen und wenn du an Schlafmangel leidest, dann wirkt sich das auf dich und deinen Alltag aus.

Eine Familie, viele Bedürfnisse

Du hast sicherlich schon von dem Begriff „bedürfnisorientiert" gehört, oder? Dazu gibt es unzählige Definitionen und Erläuterungen. Eigentlich ist es aber ganz einfach: denn es geht dem Grunde nach um die Bedürfnisse von dir und deiner Familie. Ihr habt alle unterschiedliche Bedürfnisse und alle diese Bedürfnisse sind wichtig und sollten gesehen werden.

WISSEN SCHAFFT VERSTÄNDNIS: BEDÜRFNISSE

Ein Bedürfnis ist im Grunde ein Mangelzustand, den wir beheben möchten. Dabei kann man zwischen physischen und psychischen Grundbedürfnissen unterscheiden. Die physischen (also körperlichen) Grundbedürfnisse umfassen z. B. Hunger, Durst und auch den Schlaf bzw. die Erholung. Psychische Grundbedürfnisse sind beispielsweise das Bedürfnis nach Nähe, das Streben nach Autonomie oder das Bedürfnis nach Sicherheit. Gerade beim Thema Kinderschlaf spielen viele verschiedene Bedürfnisse innerhalb einer Familie eine Rolle. Die Bedürfnisse aller Familienmitglieder wollen erfüllt werden. So gibt es viele Situationen rund um den Schlaf, die dazu führen, dass ein unerfülltes Bedürfnis als Mangelzustand wahrgenommen wird. Zum Beispiel, wenn ein Elternteil das Bedürfnis nach Ruhe und Erholung hat, während das Kind das Bedürfnis nach Nähe erfüllt bekommen möchte.

Je jünger ein Kind ist, desto kürzer kann es warten, bis sein Bedürfnis gestillt wird. Erwachsene können ihre Bedürfnisse zeitweise auch mal hintenanstellen. Langfristig betrachtet kann das aber sehr unglücklich und unzufrieden machen, denn ein unerfülltes Bedürfnis klopft immer wieder an und wird mit der Zeit immer lauter. Aus diesem Grund kann es zu Konflikten kommen, wenn die Bedürfnisse zwischen Eltern(teil) und Kind(ern) auseinandergehen und Eltern hier keinen guten Mittelweg finden, um alle betroffenen Bedürfnisse zu berücksichtigen.

Überblick über eure Bedürfnisse in der Familie

Die folgende Liste kann dir eine Hilfe sein, um dir ein Bild über deine Bedürfnisse zu machen, die Bedürfnisse deines Kindes oder die weiterer Familienmitglieder (sie ist nicht vollständig):

Schlaf	Wertschätzung	Nahrung
Ruhe/Erholung	Unterstützung	Freiraum
Geborgenheit	Nähe	Verständnis
Austausch	Alleinsein	Selbstverwirklichung
Autonomie	Zugehörigkeit	
Sexualität	Bindung	
Anerkennung	Schutz/Wärme	

Die Schlafsituation ist häufig eine Situation, in der unterschiedliche Bedürfnisse aufeinandertreffen und es zu einem **Bedürfniskonflikt** kommen kann: denn dein Kind benötigt unter anderem ein Gefühl von Sicherheit und Geborgenheit, um möglichst entspannt ein- und weiterschlafen zu können. Die Bedürfnisse nach Sicherheit und Geborgenheit können beispielsweise durch Nähe und Körperkontakt, also durch deine emotionale Begleitung, erfüllt werden.

Wenn du als Elternteil dein Kind Abend für Abend über einen längeren Zeitraum beim Einschlafen begleitest und über lange Phasen auch nachts für es da bist, dann stellst du deine Bedürfnisse erst einmal hintenan. Das mag eine Zeit lang gut gehen, vor allem dann, wenn die Grundbedürfnisse, wie zum Beispiel Hunger, Hygiene oder das Bedürfnis nach Ruhe, erfüllt sind. Allerdings kommt nahezu jeder Elternteil irgendwann an den Punkt, an dem er an seine Grenzen stößt, weil die eigenen Bedürfnisse – insbesondere nach Ruhe, Autonomie und Schlaf – vielleicht schon zu lange hintenangestellt wurden. In einem solchen Fall kollidieren entgegenstehende Bedürfnisse und es kommt zu einem Konflikt.

Das Bedürfnis nach Nähe

Viele Kinder empfinden die Schlafsituation als Trennungssituation. Genauer werden wir dir das insbesondere im Kapitel → „Schlaf ist mächtig komplex“ noch erklären. Aus diesem Grund wird dein Kind phasenweise sehr viel unternehmen, um dieser Trennungserfahrung zu entgehen. Bestimmte emotionale und kognitive Fortschritte können auch dazu führen, dass dein Kind noch mehr Sicherheit und Nähe benötigt als sonst. So suchen zum Beispiel Kinder, die sich in der Fremdelphase befinden, häufiger die Nähe ihrer Bezugspersonen, da sie verstanden haben, dass Mama und Papa eigenständige Personen sind und sie nicht eine Symbiose mit ihnen bilden.

Das kann Kindern Angst machen: Sie haben bereits verstanden, dass ihre Bezugspersonen (Mama/Papa usw.) weggehen können, nur fehlt ihnen der notwendige Erfahrungswert, dass sie zuverlässig da sind, auch wenn sie sie nicht mehr sehen. Hierbei spielt die sogenannte „Objektpermanenz" zwar kognitiv eine große Rolle, allerdings bringt die Fertigkeit vielen Kindern emotional noch nicht so viel. Objektpermanenz bedeutet im Übrigen, dass dein Kind weiß, dass du auch weiterhin noch existierst oder da bist, auch wenn du nicht mehr in Sichtweite bist. Und obwohl dein Kind diese Fähigkeit besitzen mag, bedeutet das nicht, dass es nicht trotzdem deine Nähe und Körperkontakt braucht. Dein Kind benötigt vielmehr die Erfahrung, dass es verlässlich begleitet wird, auch wenn du dich mal entfernst. Daher ist das Bedürfnis nach Nähe vor allem bei kleinen Kindern noch sehr ausgeprägt.

Das Bedürfnis nach Nähe ist ein Grundbedürfnis und kein Manipulationsversuch seitens des Kindes: Von Kindern wird oft erwartet, allein zu schlafen, obwohl dies viele Erwachsene nicht einmal gerne tun. Manche Menschen benötigen Licht zum Einschlafen, andere brauchen jemanden neben sich, weil sie Angst im Dunkeln haben oder sich unwohl fühlen. Unser Gehirn treibt in der Dunkelheit Spielchen mit uns, denn es versucht die Gegenstände, die im Raum stehen, zu erkennen. Das fällt unserem Gehirn schwer. Daher sehen wir im Dunkeln die seltsamsten Dinge. Viele Kinder mögen die Dunkelheit aus diesen Gründen nicht sonderlich. Ab der magischen Phase (ab ca. 2,5 bis 3 Jahren) glauben Kinder außerdem an Monster und andere Fabelwesen. Was denkst du, sieht dein Kind nachts statt des Schranks in seinem Zimmer?

Bei jüngeren Kindern (Kinder unter 8 bis 12 Monaten) kommt hinzu, dass ihre Objektpermanenz noch nicht vollständig entwickelt ist. Wenn die Eltern aus dem Zimmer gegangen sind, dann ist ihnen nicht bewusst, dass sie noch in der Nähe sind. Eine Bezugsperson nicht mehr zu sehen, heißt für Kinder, die noch nicht die Fähigkeit zur Objektpermanenz besitzen, dass diese Bezugsperson nicht mehr da ist. Den Kindern fehlt dann das Vorstellungsvermögen, dass sich die Eltern im Wohnzimmer oder in der Küche befinden. Daher versteht ein Baby noch nicht, dass du da bist, auch wenn du aus dem Schlafzimmer gegangen bist.

Das Bedürfnis nach Nähe schützt dein Kind, da es auf dich angewiesen ist. Kleine Kinder sind von ihren Eltern abhängig und durch das ständige Suchen nach Nähe erfüllt ein Kind nicht nur ein psychisches Grundbedürfnis, sondern sichert somit auch sein Überleben. Denn Eltern sorgen für ihr Kind – am Tag und in der Nacht. Kinder haben nämlich auch in der Nacht Hunger, Durst, eine volle Windel oder wollen sich einfach nur versichern, dass ihre Eltern noch da sind.

Bindung ist ein Grundbedürfnis

Eines der bedeutendsten Bedürfnisse eines Kindes ist das Bedürfnis nach Bindung. Menschen sind soziale Wesen und kommen mit mehreren Verhaltenssystemen auf die Welt, die das Überleben des Säuglings sichern sollen. Eines dieser Systeme ist das Bindungsverhaltenssystem (das sich zum Beispiel durch Schreien, Weinen oder das Einfordern von Körperkontakt zeigen kann). Ein schreiender Säugling macht auf sich aufmerksam und erhofft sich dadurch, dass ein nicht erfülltes Bedürfnis erfüllt wird. Dein Kind zeigt auf diese Weise, dass es Hilfe oder Unterstützung benötigt, da Säuglinge und Kinder von ihren Eltern (oder anderen Bezugspersonen) abhängig sind, um zu überleben.

Trennung vom Tag, vom Spielen, von den geliebten Bezugspersonen – das kann Kindern phasenweise Angst machen. Vor allem dann, wenn sich dein Kind in einer auf die Bindung auswirkenden Phase befindet. Die phasenweise vermehrten Trennungs- oder Verlustängste kommen während beispielsweise emotionaler (z. B. Fremdelphase) oder kognitiver (magische Phase) Entwicklungsphasen häufiger vor. Nicht nur die allgemeine Entwicklung wirkt sich auf das Bindungsverhalten eines Kindes und auf dessen Schlaf aus, sondern auch Veränderungen im Alltag deines Kindes. In solchen Phasen kann es sein, dass dein Kind für das Einschlafen noch intensivere oder längere Begleitung benötigt als davor.

Kinder sind gerne in Verbindung mit ihren Liebsten, denn das schenkt ihnen ganz viel Halt und Sicherheit. Sie verbringen gerne Zeit mit ihren engsten Bezugspersonen, sowohl am Tag als auch am Abend, wenn sie einschlafen, sowie nachts. Körperkontakt schenkt ihnen dabei sehr viel Nähe und Geborgenheit.

Du kennst es sicherlich: Weil du verlässlich die Bedürfnisse deines Kindes erfüllst und auf die Bindungsbeziehung achtgibst – also auf die Signale deines Kindes reagierst – kommen häufiger ungefragte Ratschläge von anderen, die deinen Weg nicht verstehen können. Diese Ratschläge verunsichern oder nerven dich vielleicht auch. Das kann dazu führen, dass du gar nicht mehr weißt, wie du dein Kind jetzt noch in den Schlaf begleiten sollst und ob das alles so richtig ist, wie es bei euch zu Hause abläuft.

Dazu sagen wir dir ganz klar:
Du darfst dein Kind so in den Schlaf begleiten und in der Nacht beruhigen, wie es sich für dich richtig anfühlt und wie es dir und deinem Kind guttut. Du musst keine Angst haben, dein Kind zu verwöhnen und du musst auch nicht befürchten, dass es nicht selbstständig wird, denn es entwickelt sich durch deine Begleitung weiter.

Mama/Papa, mein Bindungssystem ist aktiv!

Weiter vorn hast du bereits vom angeborenen Bindungsverhalten gelesen. Dieses Verhaltenssystem sichert das Überleben deines Kindes, denn wenn deinem Säugling etwas fehlt, dann macht er durch Schreien auf sich aufmerksam. Kinder zeigen Bindungsverhalten, wie z. B. Schreien oder Weinen immer dann, wenn ein (Grund-) Bedürfnis nicht erfüllt ist. Und wenn nahe Bezugspersonen zeitig und feinfühlig reagieren, dann fühlt sich dein Kind liebenswert und ernstgenommen. Es lernt dadurch, dass es sich auf seine engsten Bezugspersonen verlassen kann, und das kann ihm viel Sicherheit und Geborgenheit schenken.

Müdigkeit und einige Umgebungsbedingungen wie Dunkelheit und Stille können das Bindungsverhaltenssystem deines Kindes aktivieren. Sobald es sich in einer Situation befindet, in der es sich unwohl fühlt oder in der es weiß, dass eine Trennung ansteht, aktiviert sich dieses Bindungsverhaltenssystem. Das heißt, dein Kind weint, schreit oder ruft mehrfach nach dir, weil es Sicherheit benötigt. Erst wenn es sich wieder sicher und geborgen fühlt, deaktiviert sich das Bindungsverhaltenssystem und dein Kind kann sich wieder auf das Schlafen einlassen.

Keine Angst vorm Verwöhnen

Die Angst vor dem verwöhnten Kind ist weit verbreitet. Man hat dir sicher schon einmal gesagt, dass dir dein Kind auf der Nase herumtanzen wird, wenn du es beispielsweise schnell tröstest oder es auf dessen Wunsch hin auf den Arm nimmst, oder? Woher diese Angst stammt, wie du auf diese und andere Mythen reagieren kannst und wieso du dein Kind nicht mit zu viel Zuwendung, Liebe und Nähe verwöhnen kannst, erklären wir dir jetzt.

Stell dir dazu zunächst folgende Situation vor: Du hast eine Freundin zu Besuch, dein Baby ist wenige Wochen alt. Du bist glücklich mit der Situation, so wie sie ist. Ja, die Nächte sind anstrengend und das hattest du so, ehrlich gesagt, auch nicht erwartet. Du stillst (oder gibst deinem Baby das Fläschchen) und eigentlich seid ihr mittlerweile ein gut eingespieltes Team. Natürlich musst du dich noch an alles gewöhnen und noch etwas mehr in deine neue Rolle als Mama hineinwachsen, aber grundsätzlich geht es euch sehr gut. Dein kleines Baby schreit. Du sitzt mit deiner Freundin am Tisch und ihr trinkt Kaffee. Du scheinst müde und kaputt auszusehen, denn deine Freundin teilt dir das so direkt mit.

Du hörst dein Baby, das in deiner Nähe in einem Bettchen liegt, schreien. Natürlich ist dein erster Impuls aufzustehen, immerhin ruft dein Kind dich und braucht dich offensichtlich. Als du gerade aufstehen möchtest, stoppt dich deine Freundin mit folgenden Worten: „*Wenn du jetzt sofort hinrennst, dann wird er dir bald auf der Nase herumtanzen! Glaub mir, ich habe vier Kinder großgezogen, lass ihn schreien, er muss lernen, dass du nicht immer sofort springst!*“ Zack. Du fühlst dich schlecht, weil du dein Baby zu dir holst und dich dabei erwischt fühlst. So, als hättest du heimlich die Weihnachtsplätzchen bei Oma aus der Dose stibitzt. Du fühlst dich in die Ecke gedrängt und unwohl.

Als du dein sich beruhigendes Baby auf dem Arm hältst und es schunkelst, schüttelt deine Bekannte leicht lächelnd den Kopf, so als würdest du naiv deinem Ex-Freund, der dich betrogen hat, per SMS antworten. Du fühlst dich schlecht, weil du feinfühlig auf die Signale deines Kindes reagiert hast. Seltsam, oder? Dass du dich als Elternteil schlecht fühlst, weil du auf die Signale deines Kindes reagierst. Aber leider keine Seltenheit.

Lass dich nicht verunsichern:
Du kannst dein Kind nicht mit emotionaler Wärme, Nähe, Zuneigung und Liebe verwöhnen.

Falsche Erwartungen an Kinder

Diese Verhaltens- oder Herangehensweise ist vermutlich auf die Zeit der schwarzen Pädagogik zurückzuführen, in der Kinder eher abgehärtet als verstanden wurden. In dieser Zeit wurde Eltern vermittelt, dass sie ihren Kindern nicht so viel Zuneigung, Liebe und Aufmerksamkeit schenken dürften, da Kinder auf diese Weise „verweichlichen“ und später im Leben nicht mit alltäglichen oder schwierigen Situationen zurechtkommen könnten.

Diese Erwartungshaltung an Kinder wurde von Generation zu Generation weitergegeben, weswegen wir heute noch häufig mit einem falschen Bild von Kindern, viel Unwissen und unrealistischen Erwartungshaltungen im Umgang mit Kindern zu kämpfen haben.

Daher werden auch heute noch kindliche Verhaltensweisen, wie schreien, weinen oder nach Aufmerksamkeit suchen, falsch interpretiert und sind deshalb häufig sehr negativ besetzt. Daraus resultiert, dass Kinder immer noch wie kleine Erwachsene behandelt werden.

Aber Kinder denken, fühlen und handeln anders als Erwachsene. Und auch die kindlichen Bedürfnisse sind anders als die der erwachsenen Menschen. Denn Bedürfnisse entwickeln sich weiter und passen sich dem Entwicklungsstand eines Menschen jederzeit an. Deshalb sind beispielsweise die Bedürfnisse nach Nähe und Sicherheit für Kinder **grundlegende und überlebenswichtige Bedürfnisse**. Kinder verknüpfen zum Beispiel das Schlafen mit Gefühlen wie Sicherheit, Entspannung und Geborgenheit, wenn sie die Möglichkeit dazu haben mit erfüllten Bedürfnissen einzuschlafen. Denn dann wird das Schlafen mit positiven Erfahrungen und Gefühlen besetzt und so fällt Kindern das Schlafen in der späteren Kindheit häufig leichter.

Gute Gründe fürs Verwöhnen

Kinder brauchen Zuneigung, Begleitung und bedingungslose Liebe, um sich sicher und geborgen zu fühlen. Wenn dein Kind sich sicher fühlt, dann erforscht es mutig seine Umgebung und kann fremde Situationen besser annehmen. Also hab keine Angst, dein Kind zu verwöhnen, wenn es um Liebe, Zuneigung und Zuwendung geht. Schenke davon, so viel du willst und kannst. Setze dich jetzt aber bitte auch nicht unter Druck, dass du deinem Kind durchweg deine Aufmerksamkeit schenken musst. In erster Linie soll es dir, deinem Kind und deiner Familie gut gehen und wenn du springen willst, wenn dein Baby schreit, dann spring. Aber bitte brich dir nichts dabei!

Weißt du, weinen, traurig und wütend sein oder nach Aufmerksamkeit suchen und die Nähe von seinen engen Bezugspersonen verlangen – all das sind keine schlechten Eigenschaften. Das sind immens **wichtige, überlebenssichernde Verhaltensweisen**. Das sind vollkommen normale, in der Entwicklung vorkommende Phasen und Schritte der Persönlichkeitsentwicklung. Dass das Verwöhnen von einigen immer noch sehr negativ besetzt ist, hat auch damit zu tun, dass es verpönt ist, Trauer oder Wut zu zeigen. In unserer Gesellschaft werden Tränen der Trauer oder Wut nicht gerne gesehen, da viele glauben, dass man sich dadurch angreifbar macht. Dabei kann das Unterdrücken von Gefühlen und das Übergehen von Bedürfnissen krank machen. Psychisch wie auch körperlich.

Die Auseinandersetzung mit den eigenen Gefühlen (z. B. Wut bei der Einschlafbegleitung) und mit den Gefühlen des eigenen Kindes (z. B. Angst vor Trennung oder Wut beim Abstillprozess) führt ja auch dazu, dass dein Kind lernt, adäquat mit Gefühlen umzugehen. Gefühle anzunehmen und auf Gefühle verständnisvoll zu reagieren hat nichts mit „Verwöhnen" zu tun, sondern es ist ein gesundes Verhalten.

Emotionales Verwöhnen, Feinfühligkeit, kindgerechtes Reagieren, Kinder in ihrer Wut begleiten – all das führt nicht zu einem egoistischen Menschen, der keinerlei soziale Grenzen und Regeln einhalten kann. Es führt vielmehr dazu, dass ein Kind die Möglichkeit bekommt, ein positives Selbstbild von sich zu entwickeln. Es festigt das Urvertrauen. Die Selbstwirksamkeit wird bestärkt. Die Bindung kann sicherer werden und das Wissen um seinen „sicheren Hafen" ist enorm wichtig, um damit anzufangen sich zu lösen und selbstständig seine Umwelt zu erforschen.

Hab keine Angst, dein Kind auch nachts zu verwöhnen: *In unserer Gesellschaft ist es häufig verpönt, dass das Kind im Elternschlafzimmer schlafen darf. Es ist vielen nicht bewusst, dass Kinder vor allem mit und durch unsere Begleitung und durch unseren verlässlichen und liebevollen Umgang mit ihnen selbstständig werden.* ***Kinder brauchen unsere Begleitung. Am Tag und in der Nacht.***

Die Realität deines Kindes

Wir können dir jetzt schon sagen, dass viele deiner Anliegen und Probleme in Bezug auf das Schlafverhalten deines Kindes mit deiner bzw. mit der Erwartungshaltung von Erwachsenen im Allgemeinen zu tun haben. So denken und fühlen erwachsene Menschen einfach anders. Für dich ist es zum Beispiel logisch, dich abends ins Bett zu legen und zu schlafen. Es gibt Tage, da freust du dich bestimmt ganz besonders auf dein Bett und darauf, endlich schlafen zu können. Mittags schon, wenn du genervt mit deinem Kaffee deine vielen Aufgaben erledigst, sehnst du dich nach deinem gemütlichen, kuscheligen Bett. Du weißt nämlich, dass Schlaf gut für dich ist. Du verbindest Schlafen vermutlich mit positiven Gefühlen – Kinder müssen das erst noch erfahren.

PRAKTISCHER QUICKIE: WELCHE GEFÜHLE VERBINDEST DU MIT SCHLAFEN?

Schließe mal die Augen und notiere dir anschließend stichpunktartig, welche Gefühle du hast, wenn du an dein kuschelig warmes Bett denkst.

- Welche Gefühle verknüpfst du mit dem Schlafen?
- Kannst du dich vielleicht auch an deine Kindheit erinnern und an bestimmte Schlafsituationen?
- Kannst du dich an Gefühle aus deiner Kindheit beim Schlafen erinnern? Wenn ja, welche Gefühle sind das aus deinen Kindheitserinnerungen und welche Gefühle verknüpfst du jetzt mit dem Schlafen?
- Notiere dir gerne einmal beide Gefühlslagen und stelle sie gegenüber.
- Hat sich etwas verändert?
- Wenn ja, was?
- Und worauf führst du das zurück?

Wenn wir ans Schlafen denken, dann denken wir an eine warme und kuschelige Bettdecke, ein weiches Kissen und an Ruhe. Wir fühlen uns geborgen, können entspannen und zur Ruhe finden. Der Geist und der Körper können sich regenerieren. Wir verknüpfen positive Gefühle mit dem Schlafen. Du sicherlich auch, sonst würdest du dich nicht nach einem ruhigen und erholsamen Schlaf sehnen.

Es ist also für uns als erwachsene Person völlig normal, dass wir uns abends ins Bett legen, um zu schlafen. Das ergibt für uns Sinn. Aber unsere Erwartungen stimmen eher selten überein mit der Realität unserer Kinder.

Die Realität deines Kindes sieht tatsächlich ganz anders aus. Dein Kind denkt sich abends, wenn es ins Bett gehen soll, nicht „*Oh, endlich kann ich schlafen!*". Es denkt sich vermutlich eher „*Ich will nicht von Mama/Papa getrennt sein*", „*Ich habe in der Dunkelheit Angst*" oder „*Hoffentlich bleiben Mama oder Papa bei mir*". Kinder haben eine andere Lebensrealität als wir, sie müssen mit anderen Ängsten und mit anderen Voraussetzungen zurechtkommen.

Je jünger ein Kind, desto weniger Verhaltensrepertoire hat es. Ein Neugeborenes hat noch nicht so viele Möglichkeiten sich mitzuteilen. Es ist kompetent, keine Frage, und teilt sich eben mit den Mitteln mit, die es zur Verfügung hat. Es schreit zum Beispiel, wenn es ein unerfülltes Bedürfnis hat.

Ein Kleinkind kann sich vielleicht noch nicht sprachlich mitteilen, aber es kann durch sein Verhalten seine Bedürfnisse zeigen. Sich diesen Unterschied bewusst zu machen, kann dir schon sehr helfen, dein Kind besser zu verstehen. Wenn es am Abend 1.000 Gründe sucht, um nicht ins Bett gehen zu müssen, dann steckt etwas dahinter. Vermutlich braucht dein Kind Beziehung, Bindung, Nähe. Und ja, nach einem arbeitsreichen Tag voller Verfügbarkeit ist dieses Bedürfnis am Abend oft alles andere als leicht zu erfüllen. Natürlich darfst du in solchen Situationen auch mal genervt und überfordert sein. Aber die Situation ein Stück weit zu verstehen und anzunehmen kann schon ein großer Schritt in die richtige Richtung sein.

PRAKTISCHER QUICKIE: IMPULSE FÜR DEN ABEND

1. Nutze den Tag, um Zeit mit deinem Kind zu verbringen. Hierbei zählt mehr die Qualität der miteinander verbrachten Zeit als die Quantität.
2. Schenke deinem Kind zeitweise deine volle Aufmerksamkeit, ohne z. B. nebenbei ständig aufs Handy zu schauen, und versuche die Verbindung zu deinem Kind zu vertiefen, indem du Interesse zeigst, Nähe anbietest und gemeinsam schöne Momente schaffst.
3. Gestalte den Abend rechtzeitig, sodass der Übergang vom Spielen zur allabendlichen Zubettgeh-Routine sachter ist.
4. Ein Elternteil kann sich am Abend, vor dem Zubettgehen, noch einmal exklusive Zeit mit eurem Kind nehmen.
5. Macht das, was deinem Kind Spaß macht.
6. Gestaltet die Schlafumgebung für dein Kind so schön wie möglich.
7. Etabliert, wenn es euch guttut, eine abendliche Routine. Rituale und Routinen können deinem Kind und dir Sicherheit schenken. Können, müssen aber nicht.
8. Wechselt euch bei einer möglichen Abendroutine ab.

Nice to know: Deine Erwartung stimmt nicht immer mit der Realität der kindlichen Entwicklung überein. Für dich mag das Bett eine Wohltat sein, ein Ort des Rückzugs und der Ruhe, für dein Kind kann es Trennung bedeuten. Es kann ihm daher helfen, wenn ihr von Anfang an positive Erfahrungen mit dem Schlafen schafft. Je sicherer und geborgener sich ein Kind beim Einschlafen fühlt, desto eher verknüpft es das Schlafen mit positiven Gefühlen. Findet daher eine Art der Einschlafbegleitung, mit der ihr euch alle wohl fühlt und durch die dein Kind ein Gefühl von Sicherheit und Geborgenheit vermittelt bekommt. Dies bildet dann eine gute Grundlage für das Einschlafen im Kleinkindalter.

Mythen rund um den Kinderschlaf

Ja, hinter der Erwartungshaltung, die du vielleicht an den Schlaf deines Kindes hast, stecken möglicherweise einige Mythen rund um den Kinderschlaf und manch gut gemeinte Ratschläge und Tipps, die bei näherer Betrachtung nicht wirklich kindgerecht sind. Denn die gesellschaftliche Erwartungshaltung gegenüber Kindern ist in vielen Fällen alles andere als kindgerecht und fair. In den Augen vieler müssen Eltern ihre Kinder immer noch möglichst bald abhärten und zur Selbstständigkeit erziehen – auch wenn es um den sensiblen Bereich des Schlafens geht.

Ratschläge und veraltete Denkweisen

Gerade zur kindlichen Schlafentwicklung herrscht noch unheimlich viel Unwissen in unserer Gesellschaft. Daher können sich die vielen Mythen rund um den Kinderschlaf so hartnäckig halten. Du bist sicherlich auch schon einigen irreführenden Aussagen begegnet. Viele von uns erhalten genauso auch immer wieder ungebetene Ratschläge, dass man doch sein Kind z. B. wach ins Bett legen und nicht immer sofort aufspringen soll, sobald es schreit. Auf gut Deutsch: *„Verwöhn dein Kind nicht zu sehr! Es gewöhnt sich sonst daran und tanzt dir später einmal auf der Nase herum!“*

Solche und viele andere übergriffige Aussagen haben wir sicher alle schon einmal gehört. Sie verunsichern und lösen nicht selten sogar ein schlechtes Gewissen aus, weil Eltern das Gefühl bekommen, etwas falsch zu machen. Wir fangen an, uns mit anderen zu vergleichen und versagen bei diesen Vergleichen, denn die anderen Kinder schlafen gefühlt immer schneller ein und länger durch. Aber lass dir gesagt sein: Du bist nicht allein mit eurer Schlafsituation. Viele Eltern haben Kinder, die noch nicht so leicht einschlafen oder sich nachts schwertun weiter zu schlafen. Wir würden sogar behaupten, dass das die Regel ist.

Die 10 nervigsten Mythen und ihre Aufklärung

1. Kinder müssen das Durchschlafen lernen.

Nein, müssen sie nicht, denn das ist ein Entwicklungs- bzw. Reifungsprozess. Um mehrere Stunden am Stück durchzuschlafen, müssen wichtige Gehirn- und Körperprozesse entwickelt sein. Diese Entwicklung können Eltern nicht beschleunigen. Hinzu kommt, dass wir, wenn wir vom Durchschlafen reden, ca. 5 Stunden am Stück mit kurzen Aufwachphasen meinen. Wir sprechen also nicht von einem Kind, das von 19 Uhr abends bis 7 Uhr morgens seelenruhig in seinem Bettchen schläft.

2. Du musst dein Kind wach hinlegen, damit es lernt allein einzuschlafen.

Auch das stimmt nicht. Diese Aussage wird oft im Zusammenhang mit der Einschlafbegleitung getätigt. Vielleicht wurde dir auch bereits gesagt, dass du dein Kind nicht an eine Einschlafbegleitung gewöhnen sollst, da du diese sonst die nächsten Jahre genau so durchführen müsstest. Das stimmt so nicht. Kinder können dann allein einschlafen, wenn die kindliche Schlafentwicklung ausgereift und die emotionale Entwicklung an den Punkt gelangt ist, dass ein Kind sich selbst beruhigen kann. Daher ist es in Ordnung, einem Kind zum Einschlafen das zu geben, was es braucht: eine emotionale Begleitung. Es gibt für jede Alters- und Entwicklungsspanne hilfreiche und passende Einschlafbegleitungen, weil sie die Bedürfnisse des Kindes sehr gut erfüllen.

- *Die ersten Wochen bis zum 1. Jahr:* In diesem Alter erfüllen Stillen, Tragen und auf dem Arm oder auf dem Oberkörper liegen ganz viele Bedürfnisse auf einmal: nach Nähe, Sicherheit und Geborgenheit. Beim Stillen kommen noch weitere Faktoren wie das Saugbedürfnis hinzu. Innerhalb eines Jahres passiert schon unfassbar viel bei einem Kind, deshalb benötigt es mit einem Jahr sehr wahrscheinlich schon weniger Körperkontakt als ein Neugeborenes. Das liegt an der natürlichen kindlichen Entwicklung. Je älter die Kinder werden, desto eigenständiger und selbstwirksamer werden sie.
- *Kinder ab ca. 1 Jahr:* benötigen auch noch viel emotionale und körperliche Begleitung und Nähe. Allerdings können viele Eltern ihre Kinder in diesem Alter z. B. schon so in den Schlaf begleiten, dass die Kinder nicht mehr auf ihnen, sondern neben ihnen liegen. Manche Mütter haben schon abgestillt und Alternativen etabliert, andere stillen noch in den Schlaf und liegen dabei neben ihrem Kind. Die Bedürfnisse verändern sich in den ersten Jahren sehr schnell. Durch die vielen Entwicklungsschritte, die Kinder erleben, werden sie natürlich auch selbstständiger. Hinzu kommen viele Veränderungen im alltäglichen Leben, wie z. B. eine mögliche Krippeneingewöhnung oder der Berufsstart eines Elternteils.

Es gibt Entwicklungs- und Alterszeitfenster, in denen bestimmte Einschlafbegleitungen besser passen als andere. ***Je älter Kinder werden, desto selbstständiger werden sie.*** *Wenn dein Kind beim Älterwerden möglichst viele tolle Erfahrungen in eurer Beziehung machen konnte, du also verlässlich da bist, dein Kind tröstest und es so annimmst wie es ist, dann wird es nicht nur selbstständig, sondern wird dabei auch noch von sich und seinen Kompetenzen überzeugt sein.*

3. Spring nicht sofort auf, wenn dein Kind in der Nacht nach dir ruft.

Vermutlich hast du diese Aussage schon einige Male gehört. Bitte spring nur dann sofort auf, wenn du nicht gerade auf der Toilette sitzt, in der Dusche stehst oder anderen essenziellen Dingen nachgehst. Ansonsten beende erst deine Tätigkeit und gehe dann zu deinem Kind. Wenn dein Kind weint, dann ist eine schnelle (so wie es die Situation zulässt) Reaktion hilfreich für die Vertrauensbasis zwischen dir und deinem Kind sowie die Vertiefung eurer Beziehung. Lässt man sein Kind gewollt längere Zeit weinen, dann lernt es nur, dass seine engen Bezugspersonen die Bedürfnisse ignorieren. Das kann sich negativ auf das Vertrauen zu den Bezugspersonen auswirken.

4. Babys ab ca. 4 (6/8) Monaten benötigen nachts keine Nahrung mehr.

Dieser Mythos wird unter anderem in medizinischen Bereichen häufiger verbreitet, da es bestimmte organische Prozesse gibt, die Ärzt*innen und Hebammen dazu veranlasst haben, Eltern den Ratschlag mitzugeben, ihren Kindern ab einem bestimmten Alter (meist variiert dieses zwischen 4 bis 8 Monaten) nachts nichts mehr oder nur noch limitiert Nahrung anzubieten. Der Hintergrund sei der, dass Babys ab diesem Alter ihren Blutzuckerspiegel halten könnten und daher in der Nacht keine Nahrung mehr benötigten. Allerdings sind Hunger und Durst sehr individuell. So haben einige Kinder noch lange Zeit nachts Durst oder Hunger – so wie wir Erwachsenen übrigens auch noch oft. Eine nächtliche Nahrungsaufnahme hält außerdem einige Vorteile für dein Kind bereit. Und sind wir mal ehrlich: Es sollte doch nicht der Anspruch von uns Eltern sein, dass ein Kind die Nacht überlebt. Wir möchten doch alle, dass es unseren Kindern – auch nachts – gut geht. Und dafür brauchen einige etwas länger nachts noch Nahrung – was auch vollkommen in Ordnung ist.

5. Gewöhne dein Kind nicht an bestimmte Einschlafbegleitungen.
Du darfst dein Kind so in den Schlaf begleiten, wie es sich für euch gut anfühlt. Ja – Kinder gewöhnen sich manchmal an eine bestimmte Form der Einschlafbegleitung. Das ist doch auch nicht verwunderlich: denn vermutlich hat eben diese Einschlafsituation deinem Kind lange Zeit besonders viel Sicherheit und Geborgenheit geschenkt, sodass es sicherlich gerne darauf zurückgreift. Natürlich kann es sein, dass du an den Punkt kommst, eine bestimmte Einschlafbegleitung nicht mehr länger umsetzen zu wollen oder zu können. Wenn du z. B. dein Kind zum Einschlafen trägst, dann hast du vielleicht nach einigen Monaten keine Kraft mehr zum Tragen, dein Kind möchte aber gerne dabeibleiben. Natürlich darfst du dann etwas verändern an der aktuellen Situation. Aber wieso solltet ihr von Anfang an auf alles verzichten, weil du eventuell Monate später etwas verändern möchtest? Wie du solche Veränderungen kindgerecht umsetzen kannst, erklären wir dir im Kapitel → „Einschlafen und Einschlafbegleitung“.

6. Dein Kind lernt nur selbstständig einzuschlafen, wenn du es allein einschlafen lässt.
Nein, tut es nicht. Dein Kind lernt selbstständig einzuschlafen, indem es zusammen mit dir, dem anderen Elternteil oder einer anderen Bezugsperson viele positive Einschlaferfahrungen gemacht hat. Dein Kind lernt selbstständig einzuschlafen, so wie es lernt selbst zu laufen, zu sprechen und auf die Toilette zu gehen. Kinder werden mit der Zeit und während ihrer Entwicklung fortlaufend selbstständiger. Du als Mama oder Papa begleitest jede Entwicklung. Schlafen ist ein Entwicklungsschritt, der zwar deine liebevolle Begleitung benötigt, nicht aber einen fortwährenden Eingriff von außen.

WISSEN SCHAFFT VERSTÄNDNIS: CO-REGULIERUNG

Co-Regulierung meint u. a., dass ein Kind sich durch die Begleitung einer nahen Bezugsperson entspannen, regulieren oder kontrollieren kann. Anfangs übernehmen die Eltern oder andere Bindungspersonen die Regulierung, durch z. B. Trost anbieten, Herumtragen usw. Dein Kind macht dadurch viele wertvolle Erfahrungen mit dem Trösten und der Begleitung durch dich und andere Bezugspersonen. Diese Erfahrungen speichert es ab.

Ihr als Elternpaar legt den Grundstein für den Beziehungsaufbau deines Kindes zu anderen Menschen. Ihr legt den Grundstein für das spätere selbstständige Einschlafen. Wenn dein Kind das Schlafen als etwas Erholsames, Kuscheliges, Gemütliches und Schönes empfindet, dann verknüpft es diese Gefühle mit dem Einschlafen und dem Bett. So kann es also durch deine Anwesenheit erleben, dass Schlafen etwas Großartiges ist. Natürlich benötigt es dafür einige Zeit. Kinder lernen sich zu regulieren, indem wir ihnen zeigen, wie sie sich regulieren können und in unserer Begleitung immer mehr Kontrolle und Selbstbestimmung übernehmen.

7. Dein Kind benötigt ab einem bestimmten Alter keinen Mittagsschlaf mehr.

Dazu gibt es Studien, die aufgezeigt haben, dass viele Kinder über 5 Jahren noch einen Mittagsschlaf machen würden, wenn man sie denn ließe. Du kennst sicherlich das Mittagstief, das viele Menschen etwa zwischen 15 bis 16 Uhr haben. Ob dein Kind ohne Mittagsschlaf auskommt, hängt von ganz unterschiedlichen Faktoren ab – unter anderem von dem Schlafbedarf und Schlafcharakter deines Kindes. Aber auch die aktuelle Situation – insbesondere wie der Vormittag oder die Nacht verlief – kann Auswirkungen auf einen Mittagsschlaf haben. Was du in jedem Fall mitnehmen kannst: Es gibt nicht ein spezielles Alter, in dem ein Kind keinen Mittagsschlaf mehr braucht. So wie der Schlaf allgemein ist das einfach völlig individuell und von Kind zu Kind verschieden.

PRAKTISCHER QUICKIE: SCHLAFBEDARF KENNENLERNEN

Wenn du dich fragst, ob dein Kind einen Mittagsschlaf braucht oder ob dieser dem Nachtschlaf nicht mehr guttut, dann notiere dir den Schlafbedarf deines Kindes über mindestens 14 Tage. Wie viele Stunden schläft dein Kind in 24 Stunden? Ist es am Tag ausgeglichen oder am Nachmittag sehr müde? Geht es sehr früh oder eher spät ins Bett? Wie lange dauert eure Einschlafbegleitung? Wie viele Stunden Nachtschlaf tun deinem Kind gut?

Auf diese Weise kannst du das Schlafverhalten deines Kindes möglichst genau beobachten und vielleicht erkennen, ob der Mittagsschlaf deinem Kind noch guttut.

8. Wenn du den Mittagsschlaf ausfallen lässt, dann schläft dein Kind in der Nacht besser.

Vielleicht hast du auch gehört, dass du nur den Mittagsschlaf weglassen müsstest, damit dein Kind in der Nacht besser schläft. Den Mittagsschlaf ausfallen zu lassen, bedeutet zunächst Schlafmangel innerhalb des 24 Stunden dauernden Rhythmus, da deinem Kind innerhalb seines Schlafbedarfs plötzlich 1 bis 2 Stunden Schlaf fehlen. Es braucht daher häufig Zeit, bis sich dieser Wegfall auf den Nachtschlaf so auswirkt, dass dein Kind z. B. früher ins Bett geht und/oder länger schläft. Menschen sind Gewohnheitstiere und Veränderungen brauchen Zeit, um richtig angenommen zu sein. Das klappt aber nur dann, wenn dein Kind innerhalb seiner Entwicklung so weit war, ohne Mittagsschlaf gut durch den Tag zu kommen. Denn sollte es diesen noch benötigen, führt der fehlende Mittagsschlaf eher zum Gegenteil: Dann hast du ein übermüdetes, vielleicht sogar aufgedrehtes Kind, das sich aufgrund eines erhöhten Cortisol-Spiegels eventuell schon abends beim Einschlafen schwertut, zur Ruhe zu finden, oder aber auch nachts unruhig schläft oder sogar längere Zeit wach ist, weil der kleine Körper so unter Stress steht. Es ist also keine sinnvolle Idee, einfach mal den Mittagsschlaf zu streichen, ohne sich vorher die Schlafsituation deines Kindes genau anzuschauen.

WISSEN SCHAFFT VERSTÄNDNIS: MELATONIN UND CORTISOL

Ab der zweiten Nachthälfte, wenn es Richtung Morgen geht, schüttet dein Körper mehr Cortisol aus, sodass du wach(er) wirst.

Melatonin ist ein Hormon, welches am Abend mit der Dunkelheit ansteigt und dich müde macht. Es taktet unsere innere Uhr.

9. Du musst dich an bestimmte Wachzeitfenster halten, damit dein Kind schlafen kann.

Auch hier ist es wieder sehr individuell: Manchen Kindern und Erwachsenen helfen feste Schlafzeiten, anderen nicht. Es kann schon hilfreich sein, dass dein Kind eine bestimmte Zeit wach ist, bis das nächste Schläfchen folgt, da es ja auch Zeit haben muss, um genügend Schlafdruck (den Begriff erklären wir im Kapitel → „Schlaf ist mächtig komplex“) für die kommende Schlafphase aufzubauen. Je jünger die Kinder sind, desto kürzer sind natürlich auch die Wachphasen und auch kleine Powernaps, verteilt über den Tag, sind bei kleineren Kindern völlig normal. Von festen Regeln wie 2-3-4 und was man noch so alles liest, halten wir nichts. Schau bitte individuell, wie lange dein Kind am Stück wach bleiben kann und ab wann dein Kind ein Schläfchen benötigt.

10. Wenn du dein Kind in eurem Bett schlafen lässt, liegt es da mit 14 Jahren noch.

Sicher gibt es auch hier wieder Ausnahmen. Aber die meisten Kinder schlafen in einem solchen Alter ganz sicher nicht mehr regelmäßig bei ihren Eltern. Wenn dich also jemand mit so einer Aussage konfrontieren sollte, dann frag die Person bitte, ob sie selbst denn in diesem Alter bei Mami und Papi geschlafen hat?! Wohl eher nicht.

Aber auch solche Aussagen zeigen wieder deutlich, dass viele nicht verstehen, dass die kindliche Schlafentwicklung einige Jahre dauert. Je älter Kinder aber werden, desto weniger brauchen sie uns. Das ist der Lauf der Dinge.

Die eigene Schlafsituation stärken

Dass du dir unsicher hinsichtlich eurer Schlafsituation bist, kann unter Umständen mit der Tatsache zu tun haben, dass du eure Schlafsituation mit der in anderen Familien vergleichst. Vielleicht hast du dir das mit dem Schlafen anders vorgestellt und weißt von Freund*innen, dass deren Kinder schnell und lange am Stück schliefen. Das frustriert dich vielleicht sogar und lässt dich an dir bzw. deinem Weg zweifeln.

Nimm die Zweifel und wirf sie über Bord!
Lass dich von ihnen nicht länger herunterziehen!
Vergleiche nicht eure Schlafsituation mit anderen Situationen.

Dass dein Kind dich länger beim Einschlafen braucht, häufiger in der Nacht aufwacht oder noch nicht so ruhig und entspannt schläft, wie man sich das vor dem Elternwerden vielleicht einmal vorgestellt hat, hat nichts mit dir bzw. deinen Mutter- bzw. Vater-Qualitäten zu tun. Die Gründe liegen woanders und oftmals ist es ein Wechselspiel zwischen aktuellen Entwicklungsschritten, eventuell ungeduldiger Reaktion (was nach kräftezehrenden Tagen und Nächten vollkommen verständlich ist), Vergleichen mit anderen Familien, Erwartungshaltungen und verinnerlichten Glaubenssätzen.

ENTSPANNTE NÄCHTE

Ich kann schon schlafen!

Marie Schlaflos

Datum: 16.09.2022

So stelle ich mir entspannten Schlaf vor:

- Jeder von uns hat ausreichend Platz
- Ruhe
- Gemütliches Bett

So ist unsere Schlafsituation aktuell:

- Mehrfach in der Nacht ins Kinderzimmer müssen.
- Wenig Schlaf

Bedürfnisse Papa: Max

- Leon auch mal nachts betreuen können
- Ausreichend schlafen, weil der Arbeitstag hart ist

Bedürfnisse Mama: Marie

- Zeiten für sich
- Mehr Schlaf
- Bessere Schlafhygiene

Bedürfnisse Kind: Leon (2 Jahre)

- Bedürfnis nach Nähe und Sicherheit
- Begleitung der Angst (magische Phase)

Erste Schritte:

- Eine gemütliche Schlaffläche neben Leons Bett etablieren.
- Ein Elternteil schläft eine Zeit lang bei Leon
- Marie mehr Auszeiten einbauen ...

Setzt euch mit eurer Schlafsituation und euren Bedürfnissen auseinander, um in kleinen Schritten zu entspannteren Nächten zu gelangen: Hier findest du ein Protokoll zum Selbstausfüllen.

Vergleiche dich nicht mit anderen

Du solltest wissen, dass die Schlafentwicklung bei Kindern sehr individuell verläuft und jede Familie andere Umstände und Rahmenbedingungen sowie Persönlichkeiten mitbringt. Während einige Kinder besonders viel Nähe und Körperkontakt benötigen, brauchen andere das weniger. Während einige Eltern ganz viel Körperkontakt bieten und genießen können, ist das für andere eine Belastung. Während einige Mamas gerne mehrere Jahre ihr Kind in den Schlaf stillen, möchten andere gar nicht stillen. Die einen lieben das Familienbett, die anderen sind froh über ihre eigene Matratze. Und das alles kann völlig in Ordnung sein. Es ist dein Weg – nicht der Weg der anderen. Und deshalb hilft es auch, nicht so sehr nach links und rechts zu schauen – denn es geht hier um dich, dein Kind, deine Familie und eure Schlafsituation.

Vergleiche bitte deine Situation nicht mit anderen Familien und traue dich, deinen Weg zu gehen.
Es gibt kein richtig oder falsch.
Es gibt nur ein „Uns allen geht es damit gut!"

Um euren individuellen Weg zu finden, kann es helfen, **sich von gesellschaftlichen Erwartungen zu lösen.**

- Nein, ein Familienbett macht dein Kind nicht zu einem unselbstständigen Weichei.
- Nein, abstillen mit 6 Monaten macht dich nicht zu einer Rabenmutter. Ebenso wenig musst du dein Kind bis zu einem bestimmten Alter abgestillt haben.
- Nein, im Familienbett zu schlafen zerstört nicht eure Ehe.

Verstehst du, auf was wir hinauswollen? Es gibt eine Reihe von Mythen, falschen Vorstellungen und Erwartungen an Kinder, Eltern, Mütter, Väter und Paare. Mach dich frei von diesem engen Korsett der gesellschaftlichen Vorstellungen und schlaft bitte so, wie es sich für euch richtig anfühlt.

Sobald Eltern eine Phase erleben, in der ihr Kind häufiger aufwacht oder länger beim Einschlafen benötigt, fangen sie häufig an sich zu vergleichen.

Vergleiche dein Kind nicht mit anderen Kindern. Das betrifft alle Entwicklungsbereiche gleichermaßen. In Beratungen haben uns Eltern schon häufig erzählt: *„Meine Freundin erzählt mir immer, wie gut und wie lange ihr Kind von Anfang an schon durchschläft. Ich muss doch irgendetwas falsch machen, bei anderen funktioniert es doch auch!"* Und es folgt häufig eine Reaktion nach diesem Erlebnisbericht: Die Eltern sind den Tränen nahe und suchen die Fehler bei sich. Sie geben sich die Schuld daran, dass ihr Kind lange braucht, um einzuschlafen oder in der Nacht oft aufwacht. Häufig suchen sie die Schuld auch bei ihren Kindern und dann kann ein fataler Teufelskreis beginnen, der dazu führt, dass die Abende konfliktreich und stressig werden können.

Ein Kind, das in der Nacht mehrmals aufwacht, ist normal. Ein Kind, das eine längere Einschlafbegleitung benötigt, ist normal.

Diese Vergleiche führen nicht nur zu Frust, sondern sie können dir als Elternteil auch Angst machen und in dir die Frage aufkommen lassen, ob dein Kind „normal" ist, oder ob du als Elternteil alles richtig machst. Woher sollst du denn auch wissen, wieso dein Kind nachts mehrfach aufwacht, wieso dein Kind ständig gestillt werden will oder wieso dein Kind eine gefühlte Ewigkeit beim Einschlafen benötigt. Das lernt man ja nirgends – und das Wissen darüber erhältst du auch nicht automatisch mit der Geburt deines Kindes.

Du brauchst ein Dorf

Du bist kein schlechter Elternteil, nur weil du mit eurer Schlafsituation vollkommen überfordert bist. Du bist einfach ratlos. Und wenn du eine Zeit lang ungeduldig warst, dann ist das kein Weltuntergang, da du jederzeit anfangen kannst wieder ganz viel in die Beziehung zu deinem Kind zu investieren. Wir sind Menschen, keine Maschinen! Neben der tiefsitzenden Angst, Kinder zu verwöhnen, und einer veralteten Erwartungshaltung an Kinder, ist für viele Familien die altmodische Rollenaufteilung der Eltern ein weiteres Problem. Leider haben Familien in unserer Gesellschaft oftmals keine bis wenig Unterstützung und Eltern erleben häufig eine Doppelbelastung. Ein Elternteil geht der Erwerbstätigkeit nach, während sich der andere Elternteil der Care-Arbeit widmet – Entlastung für die Eltern ist hierbei schwierig.

Es heißt nicht umsonst, dass es ein ganzes Dorf braucht, um ein Kind großzuziehen. Und das braucht es wirklich.

Es ist hilfreich, Unterstützung von Familie, Freunden oder Haushaltshilfen zu erhalten, damit du dir auch schon am Tag deine Ruheinseln schaffen kannst.

PRAKTISCHER QUICKIE: UNTERSTÜTZUNG EINFORDERN IST KEINE SCHWÄCHE

Ja, du darfst mit den unzähligen Aufgaben eines Elternteils überfordert sein. Ja, diese vielen Aufgaben dürfen dich sehr nerven und ja, du darfst es dir so einfach wie nur möglich machen. Sich Hilfe und Unterstützung zu holen ist keine Schwäche. Ganz im Gegenteil. Du erkennst, dass du deine und die Bedürfnisse deines Kindes aktuell nur schwer erfüllen kannst. Es ist sogar sehr kompetent, auf sich achtzugeben und auch sehr reflektiert, sich in so einer Situation Unterstützung zu suchen.

Es kann doch sinnvoll sein, jemanden zu haben, der/die dir dein Kind unter der Woche eine Zeit lang abnimmt, während du einfach mal nichts tust. Und das ganz ohne schlechtes Gewissen.

- Tu dir den Gefallen und übe das Nichtstun!
- Baue dir Ruheinseln in den Alltag ein: Zeiten, die nur für dich sind.
- Je mehr du am Tag für dich machst, desto entspannter wirst du vermutlich die Abende und Nächte begleiten können.

Alles Schlafstörung, oder was?

Leider werden oft auch völlig normale kindliche Verhaltensweisen als „Problem“ oder „Störung“ dargestellt. Oft von Laien, die nicht wirklich Ahnung von der kindlichen (Schlaf-)Entwicklung haben, weil sie sich mit der Thematik nicht ausreichend beschäftigt haben, und leider häufig auch von Fachpersonal aus verschiedenen Berufsgruppen. Du kannst z. B. bei diversen Verbänden Kriterien finden, nach denen ein Kind, das über ein Jahr alt ist und an mehr als 5 Tagen in der Woche über einen Monat hinweg länger als 30 Minuten zum Einschlafen benötigt, eine Einschlafstörung habe. Grundsätzlich ist es auch nicht verkehrt, Kriterien an der Hand zu haben, damit sich z. B. Kinderärzt*innen an solchen Leitfäden orientieren können, falls ein kontinuierlicher Schlafmangel tatsächlich negative Auswirkungen auf die Gesundheit des Kindes hat.

Allerdings benötigen die meisten Kinder in diesem Alter nun einmal Nähe und das Gefühl von Sicherheit beim Einschlafen und sind auf die Co-Regulierung einer Bezugsperson angewiesen. Das ist weder eine Krankheit noch eine Störung. **Allerdings sollte hierbei immer die gesamte Schlafsituation der Familie betrachtet werden.** Dies geben auch die Kriterien zur Klassifizierung einer Schlafstörung vor. Denn wenn das Schlafverhalten des Kindes zu einer Belastungssituation für die Familie wird und Eltern sehr darunter leiden, dass ihr Kind beispielsweise regelmäßig sehr lange zum Einschlafen braucht oder nachts sehr häufig begleitet werden muss, dann darf man diese Situation als „störend" empfinden und sich natürlich Unterstützung suchen.

Viele solcher Kriterien und Richtlinien erkennen aber oftmals nicht das große Ganze, sondern eher den „medizinischen" Aspekt der Schlafentwicklung, statt den individuellen emotionalen oder kognitiven Entwicklungsstand und die einzigartige Eltern-Kind-Bindung (Beziehung) zu berücksichtigen.

Lass dich bitte nicht durch solche Artikel oder Aussagen verrückt machen, aber suche dir Unterstützung, wenn dir die Nächte zu belastend werden und du ratlos bist.

Natürlich gibt es auch Schlafstörungen, keine Frage. Diese müssen – vor allem, wenn sie auf organischen Ursachen beruhen, – von Ärzt*innen bzw. Schlafmediziner*innen abgeklärt werden.

Albträume, der Nachtschreck und rhythmische Bewegungen beim Einschlafen (Kopf hin und her schaukeln) werden ebenfalls medizinisch als Schlafstörungen klassifiziert, weil sie Eltern und Kinder durchaus beeinträchtigen können. Das wollen wir auch gar nicht abstreiten. Allerdings verbinden viele Eltern den Begriff „Störung" mit einer behandlungsbedürftigen Krankheit. Das sind z. B. das Bedürfnis nach Nähe oder alterstypische Ängste eben nicht. Dennoch stecken diese beiden Gründe häufig hinter einer längeren Einschlafbegleitung oder hinter dem Wunsch nach nächtlicher Betreuung seitens des Kindes.

Diese Schlafstörungen sollten abgeklärt werden

Zu den Schlafstörungen, die medizinisch abgeklärt werden sollten, gehört z. B. die **Schlafapnoe,** also Atemaussetzer beim Menschen. Bei Kindern sollte man ab einem bestimmten Alter auch das **Bettnässen** (Enuresis nocturna) genauer betrachten, denn dahinter könnten in der Tat psychische Belastungen und Probleme stecken. Es gibt verschiedene Schlafstörungen, die nach Formen, Zeitpunkt des Auftretens, organischer oder nicht organischer Ursache usw. klassifiziert werden. Zu häufigen Schlafstörungen nicht organischer Ursache zählen z. B. sogenannte Dyssomnien. Dazu zählen verschiedene Formen von Schlafstörungen, wie z. B. die Insomnie (**Schlaflosigkeit**) oder Hypersomnie (**Schlafsucht**). Sobald dein Schlaf oder der deines Kindes über einen längeren Zeitraum stark beeinträchtigt und nicht mehr erholsam ist sowie einen Krankheitswert aufweist, sollte das natürlich von einem Spezialisten abgeklärt werden. Häufig hilft es auch, im ersten Schritt Kontakt zu einer/einem bindungsorientiert arbeitenden Schlafberater*in aufzunehmen, der/die eure Situation einschätzen kann und euch dann ggf. weiter verweist.

Abweichen von gesellschaftlichen Normen

Eine Norm kann uns helfen, uns bei Fragen rund um die Entwicklung an festen Kriterien zu orientieren. Ein einzelnes Verhalten kann keine gesicherten Rückschlüsse auf dein Kind geben. Wenn dein Kind zum Beispiel 12-mal die Nacht aufwacht, dann ist das verdammt viel und du bist sicherlich unfassbar müde. Vielleicht hilft es dir dann zu wissen, dass es sehr vielen Familien zeitweise so ergeht. In dieser Nacht oder über einen längeren Zeitraum hinweg mag das kindliche Schlafverhalten nicht der „gesellschaftlichen Norm" entsprechen, **allerdings ist nicht jedes normabweichende Verhalten gleich behandlungsbedürftig**.

Im Umkehrschluss heißt das aber auch nicht, dass du alles in der Schlafentwicklung deines Kindes dankend annehmen und aushalten musst. Natürlich nicht. Sobald du, dein/e Partner*in und/oder dein/euer Kind durch das aktuell gezeigte Schlafverhalten beeinträchtigt werden, sodass du zum Beispiel den Tag nicht mehr schaffst, du nur noch schlechte Laune hast oder euer Abend sich regelmäßig konfliktreich gestaltet, solltet ihr euch fachliche Unterstützung im Rahmen von zum Beispiel einer bindungsorientierten Schlafberatung suchen. Auch wir konnten vielen Eltern schon in solchen Situationen helfen. **Manchmal sind es nur kleine Veränderungen, die schon Großes bewirken können.**

Dein Kind ist gut so, wie es ist!

Lass dir bitte von niemandem einreden, dass dein Kind nicht gut so ist, wie es ist. Denn genau das vermittelt diese Aussage: *„Dein Kind ist nicht normal!"* Es macht den Eindruck, als müsse beim Kind etwas verändert werden, weil etwas nicht üblich ist. Es verunsichert Eltern regelmäßig. Stärke dich daher in deiner inneren Haltung! Du kannst gleichzeitig das Schlafverhalten deines Kindes unfassbar anstrengend finden, obwohl dein Kind vollkommen normal entwickelt ist. Oftmals macht das Wording einen großen Unterschied.

Nehmen wir einmal an, dass dein Kind nachts mehr Nähe benötigt und daher mehr kuscheln möchte als beispielsweise das Nachbarskind.

- Müsst ihr diesen Unterschied bewerten? **Nein!**
- Sollte man aufgrund dieser einen Gegebenheit Rückschlüsse auf die Persönlichkeit deines Kindes ziehen? **Nein!**

- Sagt es aus, dass dein Kind nicht selbstständig werden kann? **Nein!**
- Sagt es aus, dass dein Kind sich später schwertun wird, allein zu schlafen? **Nein!**

Denn um wirklich etwas über die Persönlichkeit und über das Temperament deines Kindes sagen zu können, benötigt es viel mehr als nur sein Schlafverhalten!

PRAKTISCHER QUICKIE: WAS STÖRT DICH?

Wenn du in der letzten Zeit sehr anstrengende Nächte hattest, dann hole dir jetzt einen Zettel und schreib einmal alles auf, was dich an den Nächten, an der Einschlafbegleitung und an der nächtlichen Begleitung grundlegend stört. Notiere deine Gefühle und lass sie so ungefiltert heraus, wie nur möglich. Dieser Zettel ist nur für dich, niemand anderes muss ihn lesen.

Das hilft dir, deiner Wut mal ordentlich Platz zu schaffen. Wir Eltern unterdrücken unsere Wut gerne, weil wir einerseits wissen, dass unsere Kinder nicht die Schuld an dem Schlamassel tragen und andererseits oft auch niemand da ist, der uns unsere Emotionen abnehmen kann. Daher unterdrücken sie viele. Du ab jetzt nicht mehr, du lässt sie aus deinem Kopf und schenkst ihnen deine Aufmerksamkeit. Du lässt deine Gefühle zu und kannst anschließend hoffentlich schon ein wenig besser mit ihnen umgehen.

PRAKTISCHER QUICKIE: WAS IST SCHON GUT?

Sobald deine Wut und dein Frust abgeladen sind, kannst du einige positive Aspekte der Entwicklung deines Kindes aufschreiben. Schreib auf, wie gut du die Nächte schon begleitest und was du noch brauchen würdest, um zu mehr Schlaf zu kommen oder um nachts für dein Kind noch entspannter da zu sein. Schreibe positive Dinge von dir und deinem Kind auf und zeige dir damit auf, dass es nicht immer nur Wut oder nur Positives geben muss. Diese beiden Gegensätze dürfen gleichwertig nebeneinander existieren. Dann fällt es dir auch leichter, dich nicht mehr mit der Schlafsituation anderer zu beschäftigen und viel zu vergleichen.

Verbesserung der eigenen Schlafhygiene

Aktuell ist der Schlafmangel vielleicht dein Hauptproblem. Eventuell hilft es dir, wenn du dir bewusst machst, dass du vor deinem/deinen Kind(ern) auch Phasen durchlebt hast, in denen du schlecht geschlafen hast. Denn bevor du Kinder hattest, bist du sicherlich auch mal viel zu spät ins Bett gegangen, obwohl du am nächsten Morgen sehr früh aufstehen musstest. Vermutlich jede*r von uns hat auch mal die Nacht durchgemacht und ist am nächsten Tag in die Schule oder zur Arbeit gegangen.

Der Unterschied zur jetzigen Situation: Früher konntest du selbstbestimmt schlafen gehen. Du konntest irgendwann am Tag deinen Schlaf nachholen oder bist am nächsten Abend einfach früher als sonst ins Bett gegangen. Du hast selbst entschieden, wann du schläfst, und du konntest dich selbstbestimmt hinlegen. Das alles ist mit einem Kind jedoch anders. Jetzt wirst du „fremdbestimmt". Der Alltag mit deinem Kind bestimmt jetzt deine Schlafzeiten.

Schlafhygiene unter der Lupe

Oftmals ist es so, dass man sich bis zu dem Moment, an dem man selbst Kinder bekommt, wenig Gedanken über die eigene Schlafsituation macht. Erst in der ersten Zeit mit Baby bekommt man immer häufiger den Schlafmangel deutlich zu spüren. Viele Eltern sind von den anstrengenden Nächten, die sie plötzlich erleben, überfordert. Das geht tatsächlich vielen Eltern so. Du bist nicht allein. Leider machen sich die wenigsten vor diesen harten Nächten mit ihren Kindern Gedanken um ihre eigene Schlafhygiene. Viele vernachlässigen diese sogar.

Schlafhygiene, was ist das?

Unter Schlafhygiene versteht man Voraussetzungen und Rahmenbedingungen, wie beispielsweise die Schlafumgebung und Verhaltensweisen, wie das eigentliche Zubettgehen oder ein eventuelles Abendritual, die einen entspannten Schlaf fördern können.

Einen gesunden Schlaf fördert z. B.:

- die passende Schlafzimmertemperatur von ca. 18 Grad.
- ein gemütliches Bett: Matratze, Bettwäsche, Kissen und Bettdecke sollten bequem sein und deinen Bedürfnissen entsprechen.
- die passende Schlafumgebung: Vielleicht helfen dir beruhigende Düfte, wie z. B. Lavendel, beim Entspannen oder eine beruhigende Musik.
- Auch dein Tagesablauf ist relevant für deinen Schlaf: Hattest du ausreichend Bewegung? Trinkst du zu spät am Tag noch koffeinhaltige Getränke?
- Routine: Auch für viele Erwachsene können eine abendliche Routine und feste Schlafenszeiten hilfreich sein.

Du siehst also: Wir Erwachsenen können von vornherein schlaffördernde Bedingungen schaffen – unabhängig davon, wie dein Kind schläft.

Tipp: Achte auch auf deine Schlafhygiene, wenn du im Kinderzimmer, zum Beispiel neben dem Bett deines Kindes, eine vorübergehende Notlösung zur besseren emotionalen Begleitung eingerichtet hast. Mach es dir bitte immer gemütlich, egal wie kurzfristig die Lösung auch ist.

PRAKTISCHER QUICKIE: SCHAFFE DIR EINE SCHLAFFÖRDERNDE SCHLAFHYGIENE

Jede*r hat andere Vorlieben und Bedürfnisse, daher kannst du dir im ersten Schritt deine aktuelle Schlafhygiene genauer ansehen. Notiere dir einige Tage lang deinen Tagesablauf, deine Schlafumgebung und dein Verhalten am Abend – **Beispiele:**

- Wie viele koffeinhaltige Getränke trinkst du am Tag und wann das letzte?
- Bewegst du dich ausreichend?
- Was machst du die letzte halbe Stunde vor dem Schlafen?
- Hast du ein abendliches Ritual und feste Schlafenszeiten?
- Wann spürst du mittags starke Müdigkeit?
- Was machst du noch alles im Bett? Handy, Fernsehen, Lernen usw.?
- Hast du abends oft grübelnde Gedanken?
- Versuchst du deine Anliegen/Probleme usw. vor dem Schlafen gehen zu lösen?
- Ist deine Matratze gemütlich?
- Magst du dein Kissen?
- Ist deine Bettwäsche weich und kuschelig?
- Ist dein Schlafzimmer zu stickig, zu warm, zu hell?

Schau dir also detailliert dein Verhalten und deine Schlafumgebung an.

Dann führst du Veränderungen ein:

- Du möchtest gerne Lavendelduft im Schlafzimmer?
- Du findest es abends recht warm und stickig, also lüftest du ausgiebig und lässt das Fenster über Nacht gekippt?
- Vielleicht bist du auch dazu bereit, dein gesamtes Schlafzimmer umzugestalten: beruhigende Wandfarben, eine neue Matratze, kuschelige Bettwäsche.

Das Endergebnis sollte so sein, dass du am Ende in deinem Bett liegst und dich wie auf Wolken fliegend kuschelig warm und geborgen fühlst. Dein Bett soll dein sicherer Hafen sein, du solltest dich dort wohl und einfach gut fühlen. Viel Erfolg dabei!

SCHLAF IST MÄCHTIG KOMPLEX

Der Schlaf muss sich wie nahezu alles andere beim Kind Schritt für Schritt entwickeln. Dies ist ein Reifeprozess, der allein und ohne Training abläuft. Deshalb benötigen Kinder auch kein Schlaftraining, sondern eine liebevolle und einfühlsame Begleitung durch diese Entwicklung. Schlafen ist eben kein Lernprozess, sondern ein Reifeprozess. Diese Prozesse kannst du nicht steuern oder kontrollieren. Aber du kannst sie verstehen lernen: Je mehr du über die Schlafentwicklung deines Kindes weißt, desto besser kannst du sie verstehen und desto eher wirst du Verständnis dafür aufbringen können.

Wusstest du, dass die kindliche Schlafentwicklung einige Jahre dauert? Bereits das ungeborene Kind im Mutterleib schläft. Sein Schlaf entwickelt sich ein Leben lang weiter. In den ersten Lebensjahren eines Kindes kann dieser Entwicklungsprozess für uns Eltern sehr anstrengend sein. Daher möchten wir dir mit unserem Buch Wissen über den kindlichen Schlaf und seine Entwicklung vermitteln, damit du dein Kind besser verstehen kannst und dich dadurch weniger verunsichern lässt und grübelst, ob du vielleicht etwas falsch machst. Wenn du gleich einiges über den Schlaf deines Kindes gelernt hast, wirst du vielleicht heute Abend schon ein bisschen entspannter und verständnisvoller auf dein Kind reagieren können.

WISSEN SCHAFFT VERSTÄNDNIS: WICHTIGE BEGRIFFE EINFACH ERKLÄRT

Bevor wir dir den kindlichen Schlaf und seine Entwicklung so einfach wie möglich erklären, möchten wir dir die wichtigsten Begriffe vorab erläutern.

1. Schlafphasen:
REM-Schlafphase: Der REM-Schlaf (Rapid Eye Movement) ist der aktive (oberflächliche) Schlaf, in dem wir häufig träumen. Im weiteren Verlauf wirst du daher häufiger von **Traumschlaf** lesen.
Non-REM-Schlafphasen: Der (ruhige) Non-REM-Schlaf ist in 3 bis 4 Phasen unterteilt: Die 1. Phase ist der Übergang in den Schlaf. Die 2. Phase beschreibt einen leichten, aber stabilen Schlaf (**Leichtschlaf**) und die 3. bis 4. Phase wird als **Tiefschlaf** bezeichnet.

2. Schlafzyklus: Von einem Schlafzyklus sprechen wir, wenn die 4 (bis 5) Schlafphasen (Traumschlaf, Leichtschlaf und Tiefschlaf) einmal durchlaufen wurden. Ein erwachsener Mensch hat etwa 5 Schlafzyklen pro Nacht.

3. Schlafregulation: Die Schlafregulation (das Schlaf-Wach-Verhalten) wird im Wesentlichen durch 2 Komponenten bestimmt: Die Schlafhomöostase und die innere Uhr. Schlafhomöostase besagt, vereinfacht ausgedrückt, dass je länger wir wach sind, umso müder werden wir, umso höher wird unser Schlafdruck und umso mehr Tiefschlaf folgt darauf.

4. Schlafdauer: Bezeichnet die Dauer, die ein Mensch in 24 Stunden schläft.

5. Schlafcharakter: Dies betrifft die Frage, ob wir eher ein Früh- oder Spätaufsteher sind und ob wir einen hohen oder niedrigen Schlafbedarf haben.

6. Schlafarchitektur: Darunter zählen alle für den Schlaf wichtigen Verhaltensweisen (Schlafphasen, Schlafdruck, Schlafdauer, Schlafcharakter usw.).

So entwickelt sich das kindliche Schlafverhalten

Kinder können schlafen, von Anfang an: Schon lange bevor ein Kind geboren wird, zeigt es ein Schlafverhalten. Forscher haben herausgefunden, dass ein Fötus schon in der 14. Schwangerschaftswoche schläft, zumindest die Vorboten davon sind angelegt: Dein Kind ist für kurze Augenblicke aktiv, um dann relativ schnell wieder Pausen einzulegen. Ein Fötus zeigt also Aktivitätsverhalten und Ruheverhalten. Gegen Ende der Schwangerschaft schläft ein Fötus bereits in 2 von insgesamt 4 bis 5 Schlafphasen.

Die Entwicklung der inneren Uhr

Alles Leben auf dieser Welt richtet sich nach inneren und äußeren Zeitgebern. Diese sind z. B. Tag und Nacht, Ebbe und Flut oder die Jahreszeiten. Menschen und Tiere orientieren sich an einer vorgegebenen rhythmischen Umgebung. Am Tag ist es z. B. hell und in der Nacht dunkel. Diese Tatsache wiederum beeinflusst Prozesse in unserem Körper, sodass wir Menschen auf die zeitlichen Vorgaben reagieren.

Wenn es Abend wird, werden wir müde. Verschiedene Prozesse beeinflussen dies: Beispielsweise wird in unserem Körper bei Dunkelheit Melatonin produziert, dessen Ausschüttung tagsüber durch Lichteinstrahlung gehemmt wird. Hinzu kommt, dass unser Schlafdruck über den Tag hinweg zunimmt und dadurch Schlafprozesse in Gang gesetzt werden.

Der Schlaf-Wach-Rhythmus ist wie z. B. die Körpertemperatur ein zirkadianer Rhythmus, das heißt eine Art innere Uhr, die circa alle 24 Stunden von vorne beginnt und einem sich regelmäßig wiederholenden Muster unterliegt. Externe Zeitgeber sind z. B. die Temperatur, soziale Kontakte oder die Zeiten, zu denen wir essen. Diese Faktoren synchronisieren unsere innere Uhr regelmäßig. Bei Neugeborenen müssen sich diese zirkadianen Prozesse erst mit der Umwelt (externe Faktoren) durch Synchronisation einstellen. Bis dahin hat ein Baby einen sogenannten ultradianen Rhythmus, also einen Rhythmus, in dem ein Kind rund um die Uhr immer wieder phasenweise schläft.

In den ersten Wochen verschiebt sich im Rahmen dieses Schlaf-Wach-Rhythmus immer mehr Tagschlafzeit in den Nachtschlaf, sodass dein Baby immer mehr Schlafzeit in der Nacht verbringt. Mit der Zeit kannst du bei deinem Kind vielleicht sogar schon ein Schlafzeiten-Muster beobachten, also erkennen, dass es zu ähnlichen Zeiten am Tag schläft und somit häufig zu einer ähnlichen Zeit am Abend einschläft. Es gibt aber auch Kinder, die hier lange Zeit zu ganz unterschiedlichen Zeiten schlafen.

Die verschiedenen Schlafphasen

Stell dir das Schlafen wie Treppensteigen vor: Du startest auf der obersten Treppenstufe, was symbolisch für das Wachsein steht, und gehst dann Schritt für Schritt nach unten durch verschiedene Leichtschlafphasen in Richtung Tiefschlaf. Hierfür gehst du mehrere Stufen hinunter und jede Treppenstufe steht für eine andere Schlafphase. Wenn du auf der obersten Treppenstufe stehst, bist du also noch wach. Die unterste Stufe sind dann die Tiefschlafphasen. Im Anschluss gehst du die Treppe bildlich gesprochen wieder hoch und befindest dich abschließend im leichteren Traumschlaf. Wir Erwachsenen gelangen recht schnell vom wachen Zustand in den Tiefschlaf. In einer Nacht durchläufst du mehrere Schlafzyklen. Ein Schlafzyklus beinhaltet einmal Treppensteigen von oben nach unten und wieder hinauf, also das Durchlaufen aller 4 bis 5 Schlafstufen bzw. Schlafphasen.

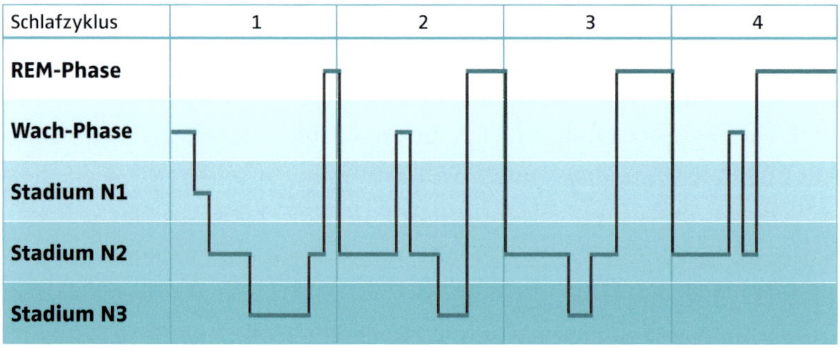

Beispielhaft siehst du hier die unterschiedlichen Schlafphasen innerhalb eines Schlafzyklus *(Quelle: Pinel; Pauli, 2012)*

Dein Kind verbringt mehr Zeit im Traumschlaf: Der REM-Schlaf (Rapid Eye Movement) ist der aktive Schlaf, in dem wir träumen, unsere Augäpfel sich schnell hin und her bewegen und unsere Atmung gesteigert ist.

Neugeborene verbringen mehr Zeit im Traumschlaf als Erwachsene: Bei einem Neugeborenen beträgt der Anteil des Traumschlafs ca. 45 bis 50 Prozent. Dieser Anteil sinkt bis zum ca. 2. Lebensjahr auf ca. 20 bis 25 Prozent, wie bei einer erwachsenen Person. Im hohen Alter beträgt er nur noch etwa 15 Prozent. Schlafforscher gehen davon aus, dass dieser aktive Schlaf vor allem Lernprozessen dient.

Da Babys und Kleinkinder mehr Zeit im Traumschlaf verbringen, schlafen sie in der Regel auch unruhiger und wachen häufiger auf, denn dieser ist **störungsanfälliger als der Tiefschlaf**.

Dein Kind schläft anders ein als du: Wenn Erwachsene oder ältere Kinder einschlafen, gelangen sie regelmäßig direkt in eine tiefere Schlafphase. Babys durchlaufen hingegen zuerst eine störungsanfälligere Traumschlafphase, die bei den meisten Kindern rund 20 Minuten andauert. Legt man sie in dieser Zeit ab, wechselt ihre Position oder werden sie durch einen Reiz geweckt, sind sie oft wieder hellwach. Mit zunehmendem Alter verläuft dieser schwierige Übergang immer schneller und das Einschlafen klappt in der Regel rascher.

Du kennst sicher das Phänomen: Du liegst mit deinem Kind im Bett, stillst oder kuschelst es zum Einschlafen und hast das Gefühl, dass es bereits tief und fest schläft. Also machst du dich bereit zum Aufstehen. Du bewegst dich langsam, wirklich ganz behutsam weg von deinem Kind. Erst ziehst du das eine Bein unter der Decke hervor, dann drehst du ganz vorsichtig deinen Körper von deinem Kind weg und versuchst lautlos wie ein Ninja aus dem Bett und dann dem Zimmer zu schleichen. Du schaffst es vor die Türe, kommst gerade im Wohnzimmer an und hörst dein Kind nach dir rufen oder weinen. „*Oh Mann*!“, denkst du dir, „*Das kann doch nicht wahr sein!*“. Oh doch, kann es und du bist mit dem Problem nicht allein. Vermutlich war dein Schatz gerade in der Traumschlafphase und ist durch dein Aufstehen und die neue Situation – plötzlich liegt keine Bezugsperson mehr mit im Bett – aufgewacht. Glaub uns – es ist völlig normal, dass du deshalb mal genervt bist. Schließlich hast du bereits viel Zeit in die Einschlafbegleitung investiert. Vielleicht hilft es dir zu wissen, dass diese Phase immer kürzer und seltener wird, je älter dein Kind wird.

Die kindlichen Schlafzyklen

Bei uns Erwachsenen dauert ein Schlafzyklus (einmal Tiefschlaf und zurück) ca. 90 bis 120 Minuten. Während einer Nacht durchlaufen wir also ca. 4 bis 5 Schlafzyklen. Bei Babys sind diese Zyklen um einiges kürzer, ca. 45 bis 50 Minuten, teilweise auch nur 30 bis 45 Minuten lang.

Da die Schlafzyklen deines Kindes kürzer sind als deine, durchläuft es auch mehr Schlafzyklen in der Nacht.

Das kann dazu führen, dass dein Kind alle 45 bis 50 Minuten aufwacht und deine Begleitung benötigt. Denn es ist ganz natürlich, dass es zur Verknüpfung seiner Schlafzyklen noch regelmäßig deine Hilfe benötigt.

Du wachst ebenfalls zwischen deinen Schlafzyklen auf, allerdings schläfst du vermutlich recht schnell wieder ein und kannst dich in der Regel auch nicht an all deine Aufwachmomente erinnern.

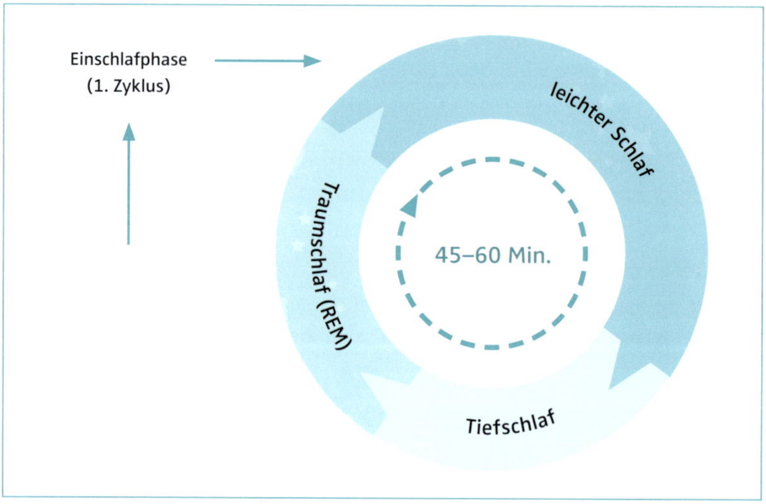

Beispielhafter Schlafzyklus eines Kindes *(Quelle: Sears, 1991)*

Schlafcharakter – komplett individuell

Der Schlafbedarf deines Kindes ist angeboren und verringert sich die ersten Jahre Schritt für Schritt. Aktiv beeinflussen kannst du den Schlafbedarf deines Kindes nicht. Der Schlafbedarf ist bei Neugeborenen noch sehr hoch, im Gegensatz zu uns Erwachsenen. Wir schlafen optimalerweise ca. 8 Stunden, wobei es auch Menschen gibt, die nach 5 Stunden bereits erholt sind und andere erst nach 9 Stunden Nachtschlaf. Ein Neugeborenes schläft im Mittel ca. 17 Stunden, während ein zweijähriges Kind häufig circa 12 bis 14 Stunden benötigt.

Dein Kind hat einen anderen Schlafbedarf als du. Größere Abweichungen von der Norm sind beim Schlafbedarf normal, da dieser sehr individuell ist. Sofern sich dein Kind gut entwickelt, es ihm offensichtlich gut geht und du nicht das Gefühl hast, dass es ständig übermüdet ist, musst du dir keine Gedanken um ausreichenden Schlaf deines Kindes machen.

Grundsätzlich halten wir – wie du ja bereits gemerkt haben solltest – nicht viel von Tabellen und festen Vorgaben, weil jedes Kind sehr individuell ist und sich unterschiedlich entwickelt. Trotzdem kann es dir vielleicht eine Hilfe sein, ein paar Orientierungswerte zu haben. Die hier abgedruckten Zahlen stammen aus einer Beobachtungsstudie, die deutlich zeigen konnte, dass der **Schlafbedarf von Kindern jeden Alters sehr unterschiedlich** ist. Deshalb lass dich nicht von Schlaftabellen oder dem Vergleich mit anderen Kindern verunsichern. Schau auf dein Kind.

Durchschnittlicher Schlafbedarf (breite Varianz)

Alter	Durchschnittlicher Schlafbedarf
Bis ca. 3 Monate	ca. 11–19 Stunden
3–6 Monate	ca. 11–17 Stunden
6–12 Monate	ca. 11–17 Stunden
12–18 Monate	ca. 11–16 Stunden
18–24 Monate	ca. 11–14 Stunden
Ab ca. 2 Jahre	ca. 10–15 Stunden
Ab ca. 3 Jahre	ca. 10–14 Stunden
Ab ca. 4 Jahre	ca. 9,5–14 Stunden
Ab ca. 5 Jahre	ca. 9–13 Stunden

(Quelle: Jenni et al., 2003)

Mach dich stark: Schlaftabellen müssen nicht sein
Wenn dir so eine Tabelle hilft, um einfach mal einen ungefähren Überblick zu bekommen, wieviel Schlaf im Alter deines Kindes in etwa üblich ist, dann spricht nichts dagegen, so eine Tabelle als erste Orientierung zu haben. Solltest du aber zu den Elternteilen gehören, die durch so eine Tabelle eher verunsichert werden oder den Fehler suchen, weil das eigene Kind nicht perfekt ins Schema passt, dann schau dir so etwas lieber gar nicht näher an. Der Schlafbedarf und auch die Aufteilung des Schlafs sind bei Kindern wirklich sehr unterschiedlich. Versuche dein Kind hier nicht in eine feste Form zu pressen – das führt meistens nur zu unnötigem Stress und niemandem ist damit geholfen.

Gehört dein Kind zu den Lerchen oder den Eulen?

Hast du dich schon einmal gefragt, warum dein Kind – egal was ihr macht – morgens schon immer vor Sonnenaufgang wach ist? Oder schläft es morgens immer extrem lang, obwohl es doch gar nicht so besonders spät ins Bett gegangen ist? Dies könnte daran liegen, dass dein Kind zu den Früh- oder Spätaufstehern gehört (man spricht hier häufig auch von den Lerchen und den Eulen).

Der Schlafcharakter deines Kindes ist nicht veränderbar. Zwar kann man je nach Situation den Schlaf ein wenig verschieben und den Schlaf bis zu einem gewissen Grad anders aufteilen, du wirst aus einem Frühaufsteher aber niemals einen Spätaufsteher machen. Wenn dein Kind mit 10 Stunden gut durch die Nacht kommt, wirst du seinen Schlafbedarf nicht einfach auf 12 Stunden anheben können, nur weil andere Kinder im Alter deines Kindes länger schlafen. Das zeigt auch wieder einmal: Ein Vergleichen mit anderen Schlafsituationen kann dich hier nur unnötig unter Druck setzen. Schau auf dein Kind und eure Schlafsituation.

Veränderung von Schlafzeiten

Wenn wir davon sprechen, dass der Schlafcharakter deines Kindes nicht veränderbar ist, bedeutet das natürlich nicht, dass du die Aufteilung der Schläfchen, die Länge der Schläfchen oder die Schlafzeiten nicht ein wenig anpassen kannst – wenn es denn sinnvoll ist.

Zunächst gilt hier aber ganz klar: Schau auf dein Kind. In aller Regel zeigt dir dein Kind, wann es müde ist und schlafen möchte und wann es ausgeschlafen ist. Es sollte also grundsätzlich nicht oberstes Ziel sein, hier bestimmte Schlafzeiten und feste Schlaf-Wach-Phasen zu etablieren, sondern den individuellen Schlafbedarf deines Kindes zu erkennen und entsprechend eure Schlafsituation zu gestalten.

WISSEN SCHAFFT VERSTÄNDNIS: WIE DU ERKENNST, DASS DEIN KIND MÜDE IST

Manchmal ist es nicht so einfach zu erkennen, wann der richtige Zeitpunkt gekommen ist, um sein Kind zum Schlafen zu bringen. Versuchst du es zu früh mit der Einschlafbegleitung, wird dein Kind kaum entspannt zur Ruhe kommen und gut in den Schlaf finden; ist dein Kind bereits übermüdet, weil du den richtigen Zeitpunkt verpasst hast, wird es ihm vielleicht schwerfallen in den Schlaf zu finden. Denn wenn der Cortisol-Spiegel einmal angestiegen ist, fällt es kleinen Kindern schwer, zur Ruhe zu finden.

Wenn du dein Kind genau beobachtest, wirst du vielleicht schon einige individuelle Müdigkeitsanzeichen entdeckt haben. Diese können von Kind zu Kind unterschiedlich aussehen. Dennoch gibt es einige Anzeichen, die bei vielen Kindern zu beobachten sind und auf die du zukünftig evtl. noch genauer achten kannst, wenn du dich hier noch nicht so sicher fühlst:

- Augen reiben
- an die Ohren fassen
- quengeln
- gähnen

- glasiger Blick und in die Leere starren
- überstrecken
- besonders nähebedürftig sein

Aber sei bitte nicht besorgt, wenn du bei deinem Kind nur wenige oder gar keine ersten Müdigkeitsanzeichen erkennst. Nicht alle Kinder zeigen ihre Müdigkeit so deutlich an. Auch hiermit kannst du lernen umzugehen. Du wirst mit der Zeit immer besser erkennen, wann es Zeit wird, dein Kind schlafen zu legen. Und auch wenn du den Zeitpunkt mal verpasst hast, ist das kein Drama. Macht in so einer Situation einfach das Beste draus: Vielleicht kommt dein dann evtl. schon überdrehtes Kind zur Ruhe, wenn du es in die Trage nimmst und spazieren gehst. Oder du fährst eine Runde mit dem Auto, um erst einmal den Stress aus der Situation zu nehmen. Mach dich vor allem nicht verrückt: Auch wenn dein Kind mal einen Tag unter seinem normalen Schlafbedarf schläft, wird es das verkraften. Am nächsten Tag sieht alles schon ganz anders aus.

Um zu erkennen, ob die Schlafzeiten oder die Aufteilung des Schlafs deines Kindes anzupassen sind, kann es sinnvoll sein, dass du den Schlaf deines Kindes mit Hilfe eines Schlafprotokolls erst einmal beobachtest.

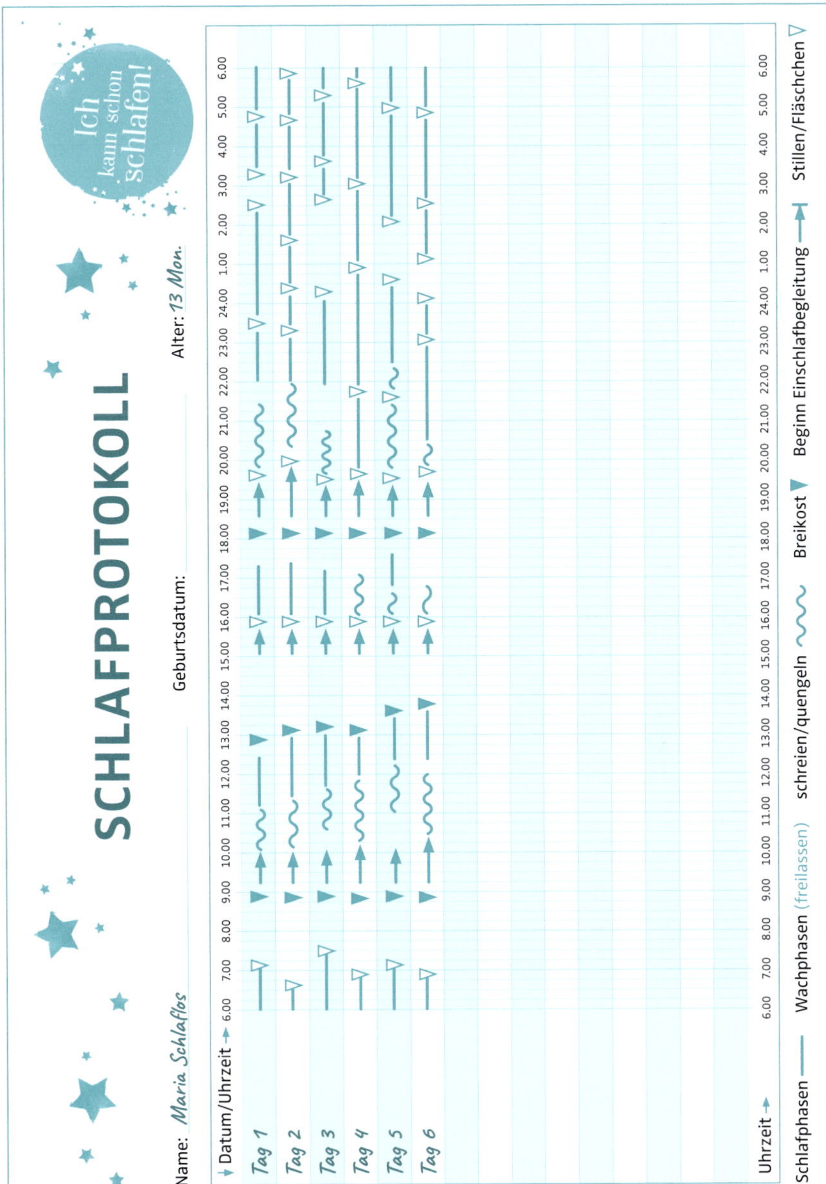

Beispielhaftes Schlafprotokoll eines 13 Monate alten Kindes

PRAKTISCHER QUICKIE: ANFERTIGEN UND ANALYSIEREN EINES SCHLAFPROTOKOLLS

Solltest du den Schlaf deines Kindes beobachten wollen, bietet sich das Führen eines Schlafprotokolls über 10 bis 14 Tage an. Dazu kannst du entweder professionelle Hilfe durch eine/einen bindungsorientiert arbeitende/n Schlafberater*in in Anspruch nehmen, die/der den Schlaf deines Kindes mit dir genau analysieren kann. Du kannst aber sicher auch selbst schon einige Beobachtungen machen.

Dazu addiere **im ersten Schritt** einmal die Schlafzeiten deines Kindes über 24 Stunden. Aus dem Mittelwert der 10 bis 14 Tage kannst du den Schlafbedarf deines Kindes ableiten. Vielleicht fällt dir hier bereits auf, dass ihr abends etwas zu früh oder zu spät ins Bett geht.

Dann kannst du dir **im zweiten Schritt** die Aufteilung der Schläfchen über den Tag anschauen. Sollte dir hier auffallen, dass dein Kind zu bestimmten Zeiten besonders schwer in den Schlaf findet oder aber schon sehr übermüdet ist, kannst du die Zeiten hier versuchen Schritt für Schritt anzupassen oder auch einen Tagschlaf mehr oder weniger anzubieten.

Alle Veränderungen brauchen Zeit. Solltest du also die Schlafzeiten deines Kindes anpassen wollen, lasst euch hier 2 bis 3 Wochen Zeit und geht in kleinen Schritten vor. Verbesserungen wirst du meistens nicht innerhalb weniger Tage erkennen.

Über den QR-Code haben wir dir ein Schlafprotokoll bereitgestellt, das du selbst ausfüllen kannst.

Der Tagschlaf deines Kindes

Schlafpausen am Tag sind im Säuglingsalter noch weitaus häufiger als im Kleinkindalter. Während es in den ersten Monaten völlig normal ist, dass dein Kind mehrmals am Tag kürzere Schläfchen macht (man nennt sie auch ganz gerne „Powernaps"), stellen viele Kinder etwa zwischen 9 bis 12 Monaten auf 2 Tagschläfchen um. Rund um den 1. Geburtstag etablieren dann einige Kinder bereits den typischen Mittagsschlaf, also nur noch 1 Schlaf am Tag. Auch hier solltest du dich nicht an Listen und Tabellen klammern, denn sie können nur der Orientierung dienen. Ob und wie viele Tagschläfchen ein Kind benötigt, hängt vom individuellen Schlafbedarf und vom Schlafcharakter deines Kindes ab.

Vielleicht machst du dir manchmal Sorgen, weil dein Kind schreiend oder unzufrieden aus dem Tagschlaf erwacht? Oft handelt es sich dabei um eine Art von „Schlaftrunkenheit". Eine solche Situation kann dann entstehen, wenn dein Kind aus dem Tiefschlaf erwacht. Es braucht dann häufig etwas länger, um vollständig aufzuwachen.

Nice to know zum Tagschlaf: Einige Studien haben herausgefunden, dass über die Hälfte der Dreijährigen in West- und Mitteleuropa noch einen Tagschlaf machen, in asiatischen Ländern schlafen sogar noch die Hälfte der Fünfjährigen einmal am Tag. Viele Kinder würden vermutlich auch am Tag noch schlafen, wenn sie die Gelegenheit dazu hätten. Auch im Erwachsenenalter haben viele am Nachmittag noch ein „Mittagstief" und sind sehr müde, eher unproduktiv und weniger konzentriert. Ob auch bereits etwas ältere Kinder tagsüber noch schlafen, hängt unter anderem von der Akzeptanz eines Mittagsschlafs der engen Bezugspersonen ab, also ob der Kindergarten oder der Elternteil beispielsweise Räume und Zeiten zum Ausruhen und Schlafen anbietet oder nicht.

Auch die täglichen Strukturen und Rahmenbedingungen spielen in die Frage mit hinein, ob ein Kind noch einen Mittagsschlaf macht (z. B. Aufstehzeit, Aktivitäten am Tag). Wusstest du, dass sich der Tagschlaf positiv auf unser deklaratives Gedächtnis (Wissen über Fakten und persönliche Ereignisse) auswirken kann? Der Tagschlaf kann, muss sich aber nicht auf den Nachtschlaf auswirken (Einschlafprozess und Dauer des Nachtschlafs). Es zeigt sich aber häufiger, dass Kinder, die tagsüber die Möglichkeit hatten zur Ruhe zu kommen, abends entspannter in den Schlaf finden können und daher auch nachts oft ruhiger schlafen.

Schlafentwicklung, ein individueller Prozess

Die Schlafentwicklung ist ein Prozess, der in kleinen Teilschritten verläuft und Zeit benötigt. Die kindliche Schlafentwicklung dauert etwa 2 bis 4 Jahre, bis sich das Schlafverhalten dem von uns Erwachsenen angeglichen hat. In dieser Zeit erlangt dein Kind zum Beispiel die Fähigkeit, die Übergänge der einzelnen Schlafphasen zu meistern, sich selbst in den Schlaf zu regulieren oder sich Superkräfte gegen Monster anzueignen. Das sind Jahre, in denen dein Kind phasenweise ruhige Nächte verbringt und in anderen Nächten ganz viel Begleitung einfordert. Dies hängt von der kognitiven und emotionalen Entwicklung sowie weiteren Entwicklungs- und Reifeprozessen ab.

Das Wissen, dass die Schlafentwicklung wellenförmig und nicht linear verläuft und sich der Schlaf aller Menschen immer wieder verändert und anpasst, hilft vielen Eltern, das Schlafverhalten ihres Kindes besser zu verstehen und dadurch auch anzunehmen. Dein Kind braucht Zeit, um zu erfahren, dass Schlafen etwas Schönes ist und dass Schlafen dem Körper und Geist hilft, sich zu erholen. Dein Kind braucht viele positive Erfahrungen mit dem Einschlafen, damit es erkennt, dass es in der Nacht und Dunkelheit sicher ist.

Die Meilensteine der Schlafentwicklung

Jeder Mensch ist einzigartig und jede Entwicklung ist individuell, so natürlich auch die Schlafentwicklung. Daher geben wir dir den Rat: Vergleiche eure Situation nicht mit anderen Familien, denn das frustriert dich bzw. euch nur. Stell dir das wie das Laufen lernen vor. Die einen fangen damit sehr früh an, die anderen etwas später. Dennoch gibt es grobe Zeitfenster, in denen Kinder bestimmte Entwicklungsschritte vollziehen, die sich häufig auf die Schlafsituation auswirken.

Viele Eltern gehen davon aus, dass sich der Schlaf des Kindes nach ein paar Wochen oder spätestens Monaten gefestigt hat und dann Schritt für Schritt immer besser wird, bis das Kind irgendwann durchschläft. Dem ist aber nicht so. Denn **die Schlafentwicklung ist in den ersten Jahren ein stetiges Auf und Ab**. Wenn dein Kind daher phasenweise wieder weniger gut schläft, obwohl das schon einmal besser geklappt hat, dann ist das nicht deine Schuld, sondern gehört zu einer kindlichen Schlafentwicklung dazu.

WISSEN SCHAFFT VERSTÄNDNIS: SCHLAFREGRESSION

Der Begriff „Schlafregression" ist dir sicherlich schon einmal begegnet, vielleicht im Internet, in einem Blogbeitrag oder auf Instagram. Wissenschaftlich betrachtet gibt es keine richtige Theorie dazu. Es ist vielmehr davon auszugehen, dass das Konstrukt „Schlafregression" aus einem Buch entstanden ist und bestimmte Rückschritte in der Schlafentwicklung ausdrücken will, die ein Kind in bestimmten Altersstufen haben soll (Regression bedeutet Rückschritt). Wir halten davon wenig, da die Schlafentwicklung zwar wellenförmig verläuft, also es mal entspannte und mal weniger entspannte Nächte gibt, aber ein Kind in dieser Zeit in seiner Entwicklung keine Rückschritte macht, um dann einen großen, spürbaren Sprung nach vorne zu schaffen.

Jeder Schritt in der kindlichen Entwicklung ist nach vorne gerichtet. Jede durchgemachte Nacht, in der du (oder ihr) dein Kind begleitet, ist ein Schritt in Richtung selbstständige Nächte.

Viele Eltern begründen „anstrengende" Nächte durch eine Schlafregression und vergessen dabei, auf die Bedürfnisse des Kindes zu schauen. Aber natürlich kann dieses Konstrukt Gründe für bestimmte Verhaltensweisen liefern, was einigen Eltern Sicherheit schenken kann. In unserem Buch wirst du allerdings nichts über die verschiedenen Schlafregressionen lesen können, da wir diese zu „starr" und nicht individuell genug finden und dir daher im Folgenden lieber etwas zu den kindlichen Meilensteinen in der Entwicklung erzählen möchten. Denn diese zeigen dir die Fortschritte deines Kindes und seine Auswirkungen auf sein Schlafverhalten. Von Rückschritten möchten wir in diesem Zusammenhang gerade nicht sprechen.

Damit du die Schlafentwicklung deines Kindes besser verstehen kannst, zeigen wir dir im Folgenden **die typischen Meilensteine in der kindlichen Schlafentwicklung** auf (auch hier beachte aber bitte die Individualität eines jeden Kindes).

Bis ca. 4 Monate: Zu Beginn muss dein Kind erst einmal in der Welt ankommen. Alles ist neu und ihr müsst als Familie Schritt für Schritt zusammenwachsen. In dieser Zeit verläuft der Schlaf häufig noch recht chaotisch und es ist völlig normal, dass du hier für euch erst einmal einen geeigneten Weg finden musst, wie dein Kind gut zur Ruhe findet. In den ersten Wochen bis Monaten entwickelt dein Kind dann einen Tag-Nacht-Rhythmus. Es muss neue Schlafzeiten etablieren, da sich immer mehr Schlaf vom Tag in die Nacht verlegt. Außerdem reduziert sich der gesamte Schlafbedarf deines Kindes allmählich und schrittweise. Viele Kinder fangen in dem Alter außerdem an sich zu drehen. Solche motorischen Fortschritte können immer auch das Schlafverhalten deines Kindes beeinflussen. So drehen sich einige Kinder ab diesem Zeitpunkt auch nachts häufiger und wachen dadurch auf oder schlafen insgesamt unruhiger.

Impuls: Hab Geduld. Es ist völlig normal, dass dein Kind noch keine festen Schlafzeiten hat, dich rund um die Uhr braucht und ihr erst einmal zusammenfinden müsst. Gerade in dieser sensiblen Anfangsphase solltest du es euch so leicht wie möglich machen: Kuschelt viel und leg dich auch tagsüber gerne häufig mit deinem Baby hin.

Zwischen ca. 4 bis 6 Monaten: Viele Babys schlafen in dieser Zeit längere Zeit am Stück und schenken ihren Eltern somit ruhigere Nächte. Das liegt daran, dass sich vieles in der Familie bereits eingespielt hat, bei vielen Babys die häufig anzutreffenden anfänglichen Schreiphasen der ersten Wochen beendet sind und ihr langsam einen gemeinsamen Rhythmus findet. Aber bitte fühle dich nicht schlecht, wenn dein Kind nicht zu den Kindern gehört, die in dieser Zeit bereits etwas besser schlafen. Viele Kinder lassen diese „gute Phase" auch einfach aus.

Impuls: Sollte dein Kind phasenweise schon recht entspannt schlafen, dann genieße diese Zeit. Leg dich selbst häufiger mit hin und tanke etwas Kraft.

Zwischen ca. 6 bis 15 Monaten: Im zweiten Lebenshalbjahr schlafen viele Kinder wieder „schlechter", brauchen also häufig wieder mehr Begleitung. Das lässt sich auf verschiedene Gründe zurückführen. Zum einen entwickelt sich dein Kind motorisch in dieser Zeit sehr stark weiter. So lernen viele Kinder in wenigen Monaten zu sitzen, zu krabbeln, sich an allem hochzuziehen und vielleicht sogar schon zu laufen. Alle diese motorischen Entwicklungsschritte, die am Tag geübt werden, werden in der Nacht verarbeitet, was häufig zu unruhigen Nächten führen kann.

Rund um den 8. Monat herum entwickelt sich bei den meisten Kindern außerdem die sogenannte Fremdenangst – ein wichtiger emotionaler Entwicklungsschritt im Leben deines Kindes. In dieser Zeit zeigt dein Kind vielleicht vermehrt Angst an fremden Orten oder in der Nähe von Menschen, die es noch nicht so gut kennt. Es ist also ganz natürlich, dass es in dieser Zeit die Nähe zu seinen engsten Bezugspersonen sucht. Das wirkt sich auf die Nacht aus. Denn auch dann sucht dein Kind wieder vermehrt deine Sicherheit und Nähe, um weiterschlafen zu können – auch wenn das vielleicht schon einmal weniger der Fall war.

Gerade rund um den 1. Geburtstag herum befinden sich viele Kinder in ihrer „Höchstphase des schlechten Schlafs“. Und mit „schlecht“ meinen wir keinesfalls unnormal. Es kommen in dem Alter einfach so viele Entwicklungsschritte motorischer, kognitiver und emotionaler Art – oft gepaart mit weiteren Veränderungen in der Familie, wie Kitaeingewöhnungen oder Jobstart eines Elternteils – zusammen, dass es nicht verwunderlich ist, wenn sich dein Kind zu dieser Zeit ganz besonders schwertut.

Impuls: Solche Phasen können extrem kräftezehrend sein. Mach dir immer wieder klar, dass es eine Weiterentwicklung deines Kindes ist. Sobald sich dein Kind am Tag motorisch oder emotional weiterentwickelt, muss es dies vermehrt in der Nacht verarbeiten. Und dafür braucht es dich. Hier hilft es häufig, diese Zeit anzunehmen und sich Ruheinseln zu schaffen sowie für Entlastung zu sorgen. Dein Kind braucht dich gerade jetzt ganz besonders. Gib ihm diese Nähe und Geborgenheit – denn umso besser werdet ihr diese Phase gemeinsam als Team meistern.

WISSEN SCHAFFT VERSTÄNDNIS: FREMDELN

Kinder fremdeln, weil sie zwischen ihnen vertrauten und nahen Bezugspersonen und fremden Personen unterscheiden können. Fremdeln ist eine Art „Schutzprogramm" für dein Kind, das dafür sorgt, dass die enge Bezugsperson in der Nähe bleibt. Wann und wie lange dein Kind fremdelt und wie stark ausgeprägt sich diese Phase im Verhalten deines Kindes zeigt, hängt von vielen Faktoren ab. Unter anderem vom Temperament, von bisherigen Beziehungserfahrungen und auch von familiären Einflüssen.

Natürlich ist es für die kindliche Entwicklung und somit auch für die Schlafentwicklung gut, wenn dein Kind eine vertrauensvolle Beziehung zu dir und anderen engeren Bezugspersonen aufgebaut hat. Manche Kinder zeigen schon einige Monate früher Anzeichen von Fremdeln, wenn sie z. B. spüren bzw. zeigen, dass sie von einer fremden oder ihnen weniger bekannten Person nicht getragen werden wollen.

Im 2. Lebensjahr: Im 2. Lebensjahr benötigen viele Kinder weiterhin noch sehr viel Nähe und Sicherheit ihrer Bezugspersonen. Während einige Kinder schon mehrere Stunden am Stück schlafen, sind andere noch sehr stark auf die Hilfe ihrer Bezugspersonen angewiesen, um ihre Schlafzyklen zu verbinden. Auch Veränderungen in eurem Alltag können sich in diesem Alter noch sehr stark auf die Schlafsituation auswirken.

Dein Kind ist in diesem Alter außerdem bereits mobiler geworden und entfernt sich in regelmäßigen Abständen von dir, um die Umwelt zu erforschen. Für Kinder ist der Meilenstein der Fortbewegung aber häufig auch mit Angst verbunden. Wenn dein Kind sich beispielsweise weiter von dir entfernt, dann merkt es immer häufiger, dass du nicht mehr in Sichtweite bist. Diese alltäglichen Trennungserfahrungen – die tagsüber bereits Angst machen können – wirken sich häufig auch auf eure Nächte aus. Wenn dein Kind nämlich tagsüber bereits mehrere kurze Trennungen erlebt hat, wird es versuchen die Trennungssituation am Abend – das Einschlafen – hinauszuzögern.

Viele Kinder brauchen daher in diesem Alter recht lang, um entspannt einschlafen zu können. Hinzu kommen die Meilensteine der emotionalen Entwicklung. Kinder verstehen ihre Gefühle immer besser und auch, dass sie ein eigenständiger Mensch sind. Ihr Bedürfnis nach Autonomie und Selbstwirksamkeit wird immer größer, gleichzeitig ist auch ihr Bedürfnis nach Nähe und Schutz ausgeprägt. Dein Kind möchte viel selbst machen und stößt dabei regelmäßig an die eigenen Grenzen, was frustrierend sein kann. Es kann immer häufiger zu starken Gefühlsmomenten kommen und diese neuen Erfahrungen wirken sich oft auch auf die Nächte aus.

Impuls: Nutze Zeiten, in denen dein Kind vielleicht schon viele Stunden am Stück ohne deine Hilfe zurechtkommt. Die Schlafentwicklung ist in diesem Alter in der Regel noch nicht abgeschlossen. Sei also nicht enttäuscht, wenn es doch auch mal wieder schwierigere Phasen gibt. Damit dein Kind die Trennungssituation am Abend besser annehmen kann, versuche am Tag vermehrt den Bindungstank zu deinem Kind aufzufüllen und ihm ganz viel Nähe zu schenken.

Im 3. Lebensjahr: Im 3. Lebensjahr haben viele Kinder Verlustängste. Kinder, die bereits allein geschlafen haben, suchen jetzt häufig wieder vermehrt die Nähe zu ihren Bezugspersonen. Viele Eltern versuchen gerade in diesem Alter, ihr Kind zu einem selbstständigeren Einschlafen und häufig auch einem Schlafen im eigenen Zimmer zu bewegen. Das ist aber gerade in diesem Alter oft nicht der passendste Zeitpunkt. Hinzu kommt, dass viele Kinder in diesem Alter ihr Streben nach Autonomie bereits voll ausleben.

Durch viele kognitive und emotionale Fortschritte in der Entwicklung (z. B. Vorstellungsfähigkeit, Sprachentwicklung oder Gefühlserleben) kommt es häufiger zu „Gefühlsstürmen". Dein Kind kann in diesem Alter in der Regel noch nicht gut mit starken Gefühlen umgehen, denn es muss erst noch die Fähigkeit zur Impulskontrolle entwickeln und mit deiner Hilfe Schritt für Schritt Strategien zur Selbstregulierung entwickeln. Während dieser Zeit erleben viele Kinder über den Tag hinweg viel Frust, was sich in vielen Fällen auf die Schlaf- und Einschlafsituation auswirken kann. Auch wächst in deinem Kind das Bedürfnis nach mehr Autonomie – auch im Einschlafprozess. Es kann also durchaus sein, dass dein Kind mit bisherigen Einschlafritualen oder der üblichen Schlafsituation nicht mehr so gut zurechtkommt und es einer Veränderung bedarf.

Impuls: Aufgrund der vermehrten Trennungs- bzw. Verlustangst deines Kindes kann es auch in diesem Alter sehr sinnvoll sein, wenn du tagsüber immer wieder Situationen schaffst, in denen du den Bindungstank zu deinem Kind füllst, damit es abends die Trennungssituation des Einschlafens besser annehmen kann. Außerdem kannst du das Autonomiebedürfnis deines Kindes besonders berücksichtigen. Bezieh es vermehrt in den abendlichen Prozess ein, besprich mit ihm den Ablauf und schließe Kompromisse mit ihm. Ihr seid ein Team – auch wenn es um die Einschlafsituation geht. Je mehr Entscheidungen du dein Kind hier treffen lässt (sei es die Farbe des Schlafanzugs, die Wahl der rechten oder linken Betthälfte, die Auswahl der Gute-Nacht-Geschichte), desto kooperativer kann es in der Einschlafsituation sein.

Im 4. Lebensjahr: Die Schlafstruktur hat sich mittlerweile immer mehr der von Erwachsenen angenähert. So schlafen die meisten Kinder in diesem Alter länger und tiefer und viele auch bereits die komplette Nacht ohne die Hilfe ihrer Bezugspersonen. Aufgrund der kognitiven und emotionalen Entwicklung sind sie nun immer mehr dazu in der Lage, auf die Nähe ihrer engsten Bezugspersonen zu vertrauen, auch wenn diese nachts nicht unmittelbar neben ihnen liegen. Dennoch ist es nicht ungewöhnlich, wenn ein Kind in diesem

Alter noch vermehrt die Nähe ihrer Bezugspersonen in der Schlafsituation einfordert. Kinder entwickeln sich eben unterschiedlich und einige brauchen für einzelne Entwicklungsschritte etwas länger als andere.

Impuls: Sei auch in diesem Alter weiterhin nachts für dein Kind da, sollte es dich brauchen. Der Zeitpunkt wird kommen, in dem auch für dein Kind das Schlafen kein Thema mehr ist. Wenn ihr noch nicht ganz diesen Punkt erreicht habt, dann halte noch ein wenig durch. Du bist auch hier nicht allein.

Der Trostspende-Schatz: Viele Kinder können im Kindergartenalter – also so zwischen 3 und 4 Jahren – in für sie schwierigen Situationen auf tröstliche Erinnerungen („emotionale Repräsentationen") zurückgreifen und sich aus diesen Erinnerungen Sicherheit ziehen. Dadurch, dass dein Kind beim Einschlafen, in starken Wutmomenten oder wenn es sich wehgetan hat von dir oder anderen nahen Bezugspersonen feinfühlig getröstet oder emotional begleitet wurde, werden diese Erfahrungen zu einem inneren Trostspende-Schatz.

Dein Kind entwickelt also mit der Zeit innere emotionale „Bilder", die mit Gefühlen verknüpft sind und auf die dein Kind dann zurückgreifen kann, wenn es ihm nicht so gut geht. Wenn z. B. dein 3,5-jähriges Kind nachts aufwacht und kurz Angst hat, weil es sich noch orientieren muss, dann kann sich dein Kind im ersten Schritt selbst beruhigen, indem es sich das Kuscheln mit dir vorstellt und sich das Gefühl von Sicherheit durch diese Erinnerung einstellt. Hilft das deinem Kind nicht, dann ruft es nach dir. Die kuschelige Erinnerung ist also mit Emotionen verknüpft, die dein Kind fühlt, sobald es sich an diesen trostspendenden Moment erinnert. Sobald dein Kind diese Regulierungsstrategie anwenden kann, fällt es ihm leichter, eine Trennung zu überwinden und sich selbst zu beruhigen.

PRAKTISCHER QUICKIE: BINDUNGSORIENTIERTE IMPULSE FÜR DIE ERSTEN LEBENSJAHRE DEINES KINDES

- **Wissen und Verständnis für die kindliche Schlafentwicklung:** Wenn du weißt, wieso dein Kind sich schwertut einzuschlafen oder nachts ohne deine Hilfe weiterzuschlafen, suchst du die Schuld weder bei dir noch bei deinem Kind. Denn Wissen schafft in der Tat Verständnis: für das Schlafverhalten deines Kindes und auch für deine Gefühle und Reaktionen auf dein Kind. Du begibst dich nicht auf Fehlersuche, sondern kannst dich auf mögliche Lösungsansätze konzentrieren (z. B. die Schlafumgebung oder die Art der Einschlafbegleitung anpassen, dazu später mehr).
- **Hab keine Angst vor Schlafgewohnheiten,** also davor, dein Kind an eine „falsche" Einschlafbegleitung zu gewöhnen. Es gibt Einschlafbegleitungen, die für bestimmte Altersphasen deines Kindes sehr passend sind. Solltest du dabei an deine Grenzen stoßen, kannst du immer noch die Situation verändern. Aber bleibe beim Thema Schlaf im Hier und Jetzt. Es macht keinen Sinn, bereits im Vorhinein aus Angst vor einer Schlafgewohnheit euch das Leben schwerer zu machen, als es sein müsste.
- Du hast eine **innere Haltung** gegenüber deinem Kind, dem Umgang mit ihm und auch bezüglich eurer Schlafsituation. Stärke diese und lass dich von anderen Menschen nicht verunsichern.
- **Du kannst dein Kind mit Liebe, Zuwendung und Nähe nicht verwöhnen!** Gib deinem Kind davon so viel, wie du geben kannst oder dein/e Partner*in und andere enge Bezugspersonen geben können. Es gibt hier kein Zuviel. Nähe hilft deinem Kind sich zu entspannen und zur Ruhe zu kommen. Nähe schenkt Sicherheit und Geborgenheit – Faktoren, die dein Kind zum Einschlafen und Weiterschlafen benötigt.

- **Häufig haben Kinder am Abend Probleme, die täglichen Eindrücke zu verarbeiten.** Viele Neugeborene drücken ihre Überforderung durch abendliches Schreien aus und ältere Kinder durch verminderte Kooperationsbereitschaft. Viele Kinder haben phasenweise Schwierigkeiten, all die gewonnenen Eindrücke über den Tag zu verarbeiten. Wenn Neugeborene am Abend viel schreien, kannst du versuchen, die Reize am Tag zu reduzieren: Radio und TV seltener nutzen, eine Zeit lang auf Besuch verzichten und immer wieder Ruheinseln über den Tag einbauen.
- **Viele Kinder haben phasenweise Schwierigkeiten, Übergänge zuzulassen.** Übergänge sind z. B. das Aufräumen, Sichumziehen oder ein Raumwechsel. Es geht also um neue Aktivitäten, die du initiierst. Beispiel: Dein Kind spielt abends im Zimmer und du forderst dein Kind auf aufzuräumen, damit du es für das Bett fertig machen kannst. Diesen Übergang kannst du rechtzeitig ankündigen, deinem Kind noch z. B. 15 bis 30 Min. Zeit zum Spielen geben und mit einer Sanduhr das Zeitgeschehen verdeutlichen. Dann kannst du deinem Kind beim Aufräumen helfen und ausreichend Zeit einplanen, da Kinder nicht immer gleich von einer Aktivität ablassen und zur nächsten wechseln können. Also kündige Veränderungen rechtzeitig an und plane Zeit ein.
- Denk immer daran: **Die kindliche Schlafentwicklung verläuft wellenförmig.** Zeitweise schlafen einige Kinder schnell ein und lange am Stück und dann brauchen sie wieder länger beim Einschlafen und wachen in der Nacht häufig auf.

ENTSPANNTE SCHLAF-BEDINGUNGEN SCHAFFEN

Kennst du das? Du schläfst die erste Nacht in einem ungemütlichen Hotelbett, die Decke macht ungewohnte Geräusche, du hörst nebenan die Zimmernachbarn und es scheint die Straßenlaterne durchs Fenster? Du bist zwar total müde, aber kannst einfach nicht zur Ruhe finden? Vielleicht kennst du es auch, neben deinem Partner zu liegen und einschlafen zu wollen, während er sich hin und her wälzt, unruhig ein- und ausatmet und du sein Herz bis zu dir schlagen hörst? Was klappt in diesen Fällen garantiert nicht? Genau! Einschlafen!

So wie es dir in bestimmten Situationen schwerfällt einzuschlafen, ist es auch für dein Baby und Kleinkind wichtig, dass es die Möglichkeit hat, unter bestimmten Bedingungen zu schlafen. Welche das sind, schauen wir uns jetzt gemeinsam an.

Die äußeren Rahmenbedingungen für guten Schlaf

Zunächst gibt es ein paar äußere Bedingungen, die du dir anschauen kannst, wenn es um einen entspannten Schlaf deines Kindes (aber auch für euch als Eltern) geht:

Dunkelheit
Deinem Kind könnte es leichter fallen zur Ruhe zu finden, wenn es möglichst dunkel ist. Denn die Bildung des Schlafhormons Melatonin wird durch helles Licht gehemmt. Auch werden Kinder nicht selten abgelenkt durch alle möglichen Gegenstände, die sie im zu hellen Schlafzimmer sehen können. Versuch daher mal, das Licht auszumachen oder zumindest so weit wie möglich zu dimmen zur Einschlafbegleitung.

Auch morgens können die ersten Sonnenstrahlen zu einem verfrühten Aufwachen führen. Hier können Rollos oder dicke Vorhänge schon eine erste Lösung sein. Manchmal sind es die naheliegendsten Dinge, die eine Veränderung bewirken können.

Ruhe
Nicht immer ist es möglich, komplette Ruhe herzustellen. Aber es gibt viele Kinder, die sehr sensibel gegenüber Geräuschen sind. Beobachte daher mal eure Situation: Stören vielleicht knarrende Bettrahmen oder die Kirchenglocke, die nicht so weit entfernt läutet? Manchmal kann man schon mit kleinen Veränderungen Großes bewirken. Und wenn das bei euch schwer möglich ist: Je älter Kinder werden, desto ruhiger und entspannter wird für gewöhnlich auch der Schlaf. Nur weil dein Kind jetzt noch bei jeder knarrenden Treppenstufe wach wird, muss das nicht so bleiben.

Platz
Dein Kind sollte genügend Platz zum Schlafen haben. Nicht selten begegnen uns in Beratungen Familien, die von einer kurzfristigen provisorischen Schlafsituation erzählen, weil sie ja eigentlich wollen, dass das Baby im eigenen Bettchen schläft. Nun schlafen sie aber bereits seit einigen Wochen oder Monaten mit Mama auf dem kleinen Schlafsofa oder die ganze Familie zusammen in einem 1,40 m-Bett und so hat kein Familienmitglied wirklich genug Platz zum Schlafen. Als Faustformel kann man sich merken, dass jede Person eine eigene

Schlaffläche haben sollte. Auch wenn das Baby nachts nah an dich heranrückt, ist es eine sicherere und auch entspanntere Schlafsituation für alle, wenn genügend Platz zum Ausweichen da ist.

Die Lösung für genügend Platz muss kein riesiges teures Familienbett sein. Man kann sich hier mit einem großen Matratzenlager, einem Beistellbett oder einer anderen Aufteilung der Familienmitglieder behelfen. Sei vor allem immer flexibel, wenn es um eure perfekte Schlafsituation geht. Hier darf Neues probiert und variiert werden. So wie jede Familie individuell ist, kann es auch die Schlafsituation sein. Weitere Informationen zur passenden Schlafumgebung findest du im Kapitel →„Die kindgerechte Schlafumgebung“.

Temperatur
Auch die Temperatur im Raum ist entscheidend für einen erholsamen Schlaf. Vielleicht kennst du es, dass du im Sommer bei heißer und stickiger Luft sehr viel unruhiger schläfst als in einem kalten und gut gelüfteten Raum. Und natürlich gilt das auch für Kinder. Die optimale Schlaftemperatur ist laut offiziellen Empfehlungen 16 bis 18 Grad. Aber auch hier solltest du wie bei allen Themen wieder auf dich und dein Kind schauen. Und dich vor allem nicht verrückt machen: In kaum einer Räumlichkeit ist es in den Sommermonaten möglich, eine solche Temperatur zu erreichen. Aber vielleicht probiert ihr es mal aus, vor dem Einschlafen gut durchzulüften. Und wenn die äußeren Bedingungen nicht zu ändern sind, dann weißt du zumindest, warum dein Kind in solchen Nächten evtl. etwas unruhiger schläft als sonst (und du vermutlich auch).

Passende Schlafumgebung
Vielleicht hattest du vor der Geburt deines Babys auch diese ganz romantische Vorstellung zur Schlafsituation deines Kindes: Die ersten Monate schläft es im Beistellbett, direkt neben seinen Eltern und im Anschluss daran nachts im gemütlichen Gitterbett und tagsüber in der Wiege aus alten Kindertagen? Und dann kam alles anders. Das

soll nicht heißen, dass es nicht auch Kinder gibt, die genau so wunderbar schlafen! Aber vielleicht gehört dein Kind gerade nicht zu diesen Kindern. Und das ist völlig okay und das Natürlichste der Welt. Deshalb schaut auf euch und nicht auf eine nicht erfüllbare Wunschvorstellung.

Viele Babys brauchen zum Schlafen sehr viel Nähe und Sicherheit. Da reicht das Beistellbett in vielen Fällen nicht. Ihr dürft also offen sein für verschiedene Schlafumgebungen: Sei es das Familienbett, das Beistellbett, ein Gitterbett, ein Floorbed oder ein Matratzenlager.

Kein Hunger/Durst

Hast du schon einmal mit Hunger im Bett gelegen und wolltest einschlafen? Oder du bist mitten in der Nacht durstig aufgewacht und hattest kein Glas Wasser neben dem Bett stehen? Dein Kind wird nicht gut ein- oder auch weiterschlafen können, wenn es hungrig oder durstig ist. Und das ist altersunabhängig der Fall. Nicht selten wird Eltern deutlich gemacht, ein Baby bräuchte bereits mit wenigen Monaten nachts keine Nahrung mehr. Und ja – dein Kind würde das sicher ohne Nahrung überleben. Aber das sollte ja nicht das alleinige Ziel sein. Auch ältere Kinder sind oft nachts noch hungrig oder durstig. Achte daher immer darauf, dass die körperlichen Grundbedürfnisse deines Kindes befriedigt werden – auch und gerade nachts.

PRAKTISCHER QUICKIE: BEOBACHTE EURE SCHLAFSITUATION

Du siehst – es gibt einige äußere Faktoren, die du dir ruhig einmal anschauen kannst. Häufig helfen schon kleinste Anpassungen, die eine große Wirkung auf eure Nächte haben.

Manchmal hat man vielleicht auch nicht die Möglichkeit einer perfekten Lösung in Bezug auf diese Dinge. Aber auch dann kann es schon helfen, entspannter mit eurer Schlafsituation umzugehen und zu wissen, warum es gerade besonders schwierig ist.

Wenn du unsicher bist, ob einige dieser Faktoren bei euch ein Problem sein könnten, fertige ein kleines **Schlaf-Tagebuch** an:

Entwirf dafür auf einem einfachen Block eine Tabelle, in der du die oben genannten Faktoren alle in verschiedene Spalten schreibst.

Schau dir dann im zweiten Schritt verschiedene Schlafsituationen deines Kindes an und beobachte die Auswirkung der verschiedenen äußeren Schlaffaktoren auf die Einschlaf- und Weiterschlafsituation deines Kindes.

Klappt das Einschlafen z. B. besser, wenn du die Rollos ganz geschlossen hast? Schreckt dein Kind gerade dann auf, wenn du in der Küche die Spülmaschine ausräumst? Schläft es ruhiger, wenn es direkt auf deiner Schlaffläche schläft, statt im Beistellbett?

Beobachte all diese Dinge über einige Tage – nicht selten fehlt hier zuvor einfach das Bewusstsein, welche Themen in den Schlaf deines Kindes hineinspielen können.

Und solltest du dann zu einer Erkenntnis kommen, dann schaut als Familie, wie ihr hier eine möglichst gute Lösung für euch und eure Schlafsituation findet.

Innere Gelassenheit bei der Schlafbegleitung

Damit dein Kind entspannt und gut schlafen kann, braucht es aber nicht nur eine äußerlich passende Schlafumgebung. Es braucht vor allem Sicherheit und Geborgenheit in der Schlafsituation. Hier werden Eltern nicht selten mit der Angst, ihr Kind zu verwöhnen, konfrontiert: „*Wenn du dein Kind nicht von Anfang an daran gewöhnst, alleine einzuschlafen und im eigenen Zimmer zu schlafen, dann wird es ewig bei euch im Bett bleiben.*“

Eine altersgerechte Schlafbegleitung und das Schlafen in der Nähe von Bezugspersonen haben aber nichts mit einem Verwöhnen deines Kindes zu tun. Es handelt sich schlichtweg um die Bedürfnisbefriedigung nach Nähe, Sicherheit und Geborgenheit. Und die Befriedigung dieser Bedürfnisse kann durchaus zeitweise eine echte Belastung für Eltern sein. Denn es gibt Kinder, die ganz besonders nähebedürftig sind und ihre Bezugspersonen gerade in der Schlafsituation sehr brauchen. Aber auch hier hilft es dir zu wissen, dass sich dein Kind weiterentwickelt – und damit auch eure Schlafsituation. Es wird dich nicht immer brauchen.

Du kannst jetzt bereits den Grundstein dafür legen, dass dein Kind ein positives Verhältnis zum Schlafen entwickelt und später entspannt und vertrauensvoll ein- und weiterschlafen kann. Dazu braucht es dich in den ersten Lebensjahren – aber wie kurz ist diese Zeit gemessen am restlichen Leben deines Kindes?

Sicherheit und Geborgenheit

Aber warum braucht dein Kind eigentlich Sicherheit und Geborgenheit, um gut schlafen zu können? Stell dir vor, du kommst als hilfsbedürftiges und doch noch recht unselbstständiges Baby zur Welt, das die erste Zeit vollkommen abhängig ist von seinen Bezugspersonen. Machen wir es uns ganz klar: Dein Baby würde nicht überleben, hätte es nicht liebende Bezugspersonen, die sich von Beginn an um es kümmern. Und dazu gehört es nicht nur gefüttert und gewickelt zu werden.

Für eine gute Entwicklung braucht ein Kind vor allem auch eine Bindungsperson, die es durch alle Lebenslagen begleitet. Und dazu gehört auch die Schlafbegleitung. Schlafen kann phasenweise eine Trennung für dein Kind bedeuten. Trennung vor allem von der geliebten Bezugsperson. Ein vertrauensvolles Schlafen kann sich daher nur durch die wiederkehrende Erfahrung entwickeln, dass du oder andere Bezugspersonen für dein Kind da sind. Denn dein Kind weiß nicht, dass es auch dann sicher sein kann, wenn du es nur durchs Babyfon beobachtest. Es weiß nicht, dass du auch dann für es da bist, wenn du im Raum nebenan einen Film schaust. Das muss es alles erst erfahren – und dazu brauchen die meisten Kinder in den ersten Lebensjahren sehr viel Nähe und Körperkontakt in der Schlafsituation. Denn nur so können sie sich sicher und geborgen fühlen.

Mal ehrlich – bist du schon einmal mit Ängsten eingeschlafen? Das ist gar nicht so einfach, wie wir alle wissen. Was würdest du dir in so einer Situation wünschen? Wir würden uns einen Partner wünschen, der uns in den Arm nimmt und uns beruhigende Worte ins Ohr flüstert. Versetz dich immer wieder in die Situation deines Kindes, wenn du unsicher bist: Oft ist es so klar, was es gerade braucht. Aber nicht selten ist man so verunsichert von Stimmen, die einem von Anfang an vermitteln, man müsse das eigene Kind zu mehr Selbstständigkeit erziehen, es müsse lernen allein einzuschlafen und es würde niemals alleine schlafen lernen, wenn es bei den Eltern im Bett schläft.

Mach dich frei von diesen Gedanken – dein Kind ist genau richtig so. In den meisten Kulturen dieser Welt ist es völlig normal, als Familie eng beieinander zu schlafen. Nur weil es bei uns tolle Kinderbetten, Video-Babyfone und elektrische Schlafmatten für Babys gibt, entwickelt sich ein Kind nicht schneller – es hat die gleichen Bedürfnisse wie ein Kind, das alle diese Dinge nicht kennengelernt hat.

Bleibe selbst entspannt

Gehen wir jetzt noch einmal zurück zum Anfang dieses Abschnitts: Vielleicht hattest du bereits die Situation, neben deinem Partner zu liegen und nicht einschlafen zu können, weil er unruhig war aufgrund eines Bewerbungsgesprächs am nächsten Tag, weil er sich wegen Kopfschmerzen hin und her wälzte oder der Atem einfach deutlich machte, dass er mit seinen Gedanken gerade ganz woanders war. Dein Kind spürt das auch. Kinder sind allgemein unheimlich sensibel, was die Gefühle und Gedanken der Bezugspersonen angehen. Das hast du bestimmt auch in anderen Situationen bereits gespürt.

Vielleicht ist dein Kind viel anhänglicher, wenn du gerade sehr gestresst bist. Oder dein Kind weicht dir bei einer Familienfeier nicht von der Seite, weil du dich gerade selbst so unwohl dort fühlst. Beim Schlafen ist es nicht anders: Wie soll sich dein Kind sicher und geborgen fühlen, wenn du diese Sicherheit und Geborgenheit nicht ausstrahlst. Und natürlich kann man es sich nicht so einfach machen und sagen *„entspannte Eltern – entspannte Kinder“*. Schließlich haben wir bereits gelernt, dass der Schlaf doch ganz schön komplex ist und deshalb viele Themen da hineinspielen. Aber doch darf man nicht unterschätzen, wie wichtig es ist, selbst möglichst positiv und entspannt in die Schlafsituation zu gehen. Denn oftmals ist es nur so für dein Kind möglich zur Ruhe zu kommen und letztlich vertrauensvoll einzuschlafen.

Deshalb hab nicht nur dein Kind im Blick, wenn eure Schlafsituation gerade etwas unruhig ist. Achte hier auch auf dich und versuche mal innerlich eine Art Neustart zu wagen. Du weißt jetzt, was dein Kind braucht, du verstehst, warum es ihm vielleicht nicht immer so leichtfällt, einzuschlafen, und du kannst jetzt mit einer neuen positiven Energie und Gelassenheit in die Schlafsituation gehen: Denn es wird nicht für immer so sein, dass dein Kind dich so sehr braucht wie jetzt gerade.

PRAKTISCHER QUICKIE: SO GEHST DU ENTSPANNT IN DIE SCHLAFSITUATION

Natürlich kann sich jeder auf andere Art entspannen und zur Ruhe kommen. Hier sind **Tipps und Möglichkeiten für dich, um positiv und entspannt in die Schlafsituation mit deinem Kind zu gehen**:

Sei darauf vorbereitet liegen zu bleiben: Wenn du im Hinterkopf hast, dass du noch Zähne putzen musst, die Spülmaschine ausräumen willst oder das Bügeleisen noch an ist, wirst du dich vermutlich schlechter auf eine vielleicht etwas längere Einschlafsituation einlassen können. Sorge dafür, dass du genau wie dein Kind bereit dafür wärst jetzt schlafen zu gehen. Wenn du dann doch noch einmal aufstehen kannst, um etwas zu erledigen, kannst du dich darüber freuen. Du hast aber nicht die ganze Zeit im Hinterkopf, dass du noch viel zu tun hast.

Um dies so umsetzen zu können (und das gilt ja vor allem in Phasen, in denen das Einschlafen deines Kindes etwas schwieriger ist) **brauchst du Unterstützung**. Teilt euch Aufgaben in der Familie auf, wechselt euch ab (wenn es möglich ist) mit der Begleitung eures Kindes, macht einen Haushaltsplan, in dem die wesentlichen Aufgaben nicht alle erst abends, wenn das Kind schläft, anstehen. Und denke vor allem daran: Das soll ja nicht ewig so sein. Es wird besser. Versprochen!

Versuche vor der Schlafbegleitung **etwas Zeit für dich** einzubauen. Vielleicht kann der andere Elternteil euer Kind bereits bettfertig machen und statt in dieser Zeit die Küche aufzuräumen, geh vielleicht noch einmal ein paar Schritte spazieren oder mache deine liebste 10-Minuten-Yoga-Routine. Ja – die Küche räumt sich nicht von allein auf, aber manchmal hilft es, hier zeitweise die Prioritäten anders zu setzen.

Nutze die Zeit der **Schlafbegleitung als me-time**: Na klar könnte man sich oft noch etwas Besseres vorstellen. Aber je positiver du in die Situation gehst, desto entspannter wird es. Daher suche dir Dinge, die dir helfen, die Zeit zu genießen. Das kann ein gutes Hörbuch oder ein Podcast sein, den du über Bluetooth-Kopfhörer hörst oder eine Meditation, die du abends im Bett machen kannst, um den Tag abzuschließen.

Wenn dein Kind bereits schläft, aber ihr gerade in einer Phase seid, in der du nicht mehr gut aufstehen kannst, klappt es auch für viele, mal eine Serie auf dem Handy oder iPad zu schauen. Probiere hier ein bisschen durch, was es dir leichter macht, die Zeit positiv anzunehmen. Die innere Einstellung kann hier so viel bewirken.

Vielleicht hilft es dir auch, **verschiedene Atemtechniken** auszuprobieren, um in der oft herausfordernden Situation des Einschlafens zur Ruhe zu finden. Hier gibt es bereits viele hilfreiche Tipps bei YouTube und man findet auch Bücher zum Thema. Probiere doch mal eine ganz entspannte Technik: Atme langsam ein und zähle dabei bis 4, halte kurz die Luft an und atme anschließend ganz langsam aus und zähle dabei bis 8. Manchmal braucht es auch etwas Übung und Wiederholung; nimm dir die Zeit.

Uns ist bewusst, dass man das manchmal als Eltern liest und sich denkt „*Na die können leicht reden. Sie kennen unsere Situation doch gar nicht. Gerade abends ist die einzige Zeit am Tag, in der wir als Paar mal Zeit hätten gemeinsam in Ruhe zu reden. Oder gerade abends muss ich noch einiges im Haushalt erledigen, weil ich es den Tag über nicht schaffe.*“ Und ja – wir kennen diese Situationen gut. Aus eigener Erfahrung und aus unseren Beratungen.

Mach dich stark: Manchmal muss man Situationen akzeptieren. Aber manchmal hilft es nur, sich klarzumachen: Die Situation ist, wie sie ist. Nicht immer findet man die schnelle perfekte Lösung. Und in solchen Phasen kann es dann einfacher sein, die Situation anzunehmen und das Beste daraus zu machen. Und wenn man dann ein Hörbuch hören kann, auf das man sich schon lange freut, ist es zumindest schöner, als gestresst und angespannt neben seinem Kind zu liegen. Denn das macht die Situation mit Sicherheit nicht einfacher. Und denke immer daran: Es wird nicht immer so herausfordernd bleiben.

EINSCHLAFEN UND EINSCHLAFBEGLEITUNG

Du kennst sicher Abende, an denen du schlecht zur Ruhe findest und Schwierigkeiten hast, einzuschlafen, oft aus unterschiedlichen Gründen: Vielleicht sind die Schlafbedingungen nicht optimal, vielleicht bist du einfach noch nicht richtig müde oder du hast so viele Sachen im Kopf, dass du nicht abschalten kannst. Wir können uns dann meist selbst helfen. Wir wissen, wie wir uns entspannen können oder wir nehmen es einfach hin, dass wir mal ein paar Stunden wach liegen. Dein Kind kann sich hier noch nicht selbst helfen – es braucht vor allem dich dazu!

Wie du bereits erfahren hast, kann Einschlafen für dein Kind als eine Trennung von seinen geliebten Bezugspersonen empfunden werden. Und das auch dann, wenn du direkt neben ihm liegst. Denn der Übergang von einer Wach- in eine Schlafphase ist für dein Kind nicht leicht. Es muss hier körperlich zur Ruhe kommen, Erlebtes verarbeiten und den viel spannenderen und aufregenderen Tag loslassen. Das kann einigen Kindern zeitweise schon etwas schwerer fallen.

Grundsätzlich liegt es aber in der Natur des Menschen, sich Ruhepausen zu gönnen. In der heutigen Gesellschaft machen wir es da unseren Kindern aber häufig nicht leicht. Viele Termine am Tag, oft wenig Zeit mit den nächsten Bezugspersonen, grelles Licht am Abend und feste Alltagsstrukturen, die nicht optimal zur Schlafsituation passen. All das kann ein Einschlafen am Abend schwierig machen.

Und natürlich sind Kinder auch hinsichtlich ihres Schlafverhaltens sehr verschieden. Während das eine Kind innerhalb von 10 Minuten im eigenen Bettchen entspannt einschläft, braucht das andere Kind eine umfangreiche Schlafbegleitung.

Wichtig ist, dass du dir klar machst: Es ist ganz natürlich, dass dein Kind dich in der Einschlafsituation braucht. Es gehört zur Schlafentwicklung dazu, dass es in den ersten Lebensjahren noch eine Form von Co-Regulation benötigt, um entspannt zur Ruhe zu finden. Das kann mal mehr und mal weniger ausgeprägt sein. Und letztlich geht es darum, dass dein Kind die wiederkehrende Erfahrung machen kann, dass du für es da bist. Denn nur so kann es Schritt für Schritt immer mehr Vertrauen in der Schlafsituation aufbauen.

WISSEN SCHAFFT VERSTÄNDNIS: EIN BLICK ZURÜCK IN DER MENSCHHEITSGESCHICHTE

Sollten wir davon ausgehen, dass unsere Kinder so etwas elementares wie das Schlafen bereits können – und nicht erst lernen müssen? Absolut! Babys schlafen bereits im Mutterleib. Sie müssen es nicht lernen. Allerdings müssen die Schlafbedingungen stimmen. Dazu gehört neben den bereits erwähnten Faktoren vor allem, dass sich Kinder beim Einschlafen nicht bedroht fühlen und keine Angst haben. Dazu brauchen sie in der Regel die emotionale Begleitung einer vertrauten Bezugsperson.

Das ist aus Evolutionssicht auch mehr als nachvollziehbar. Ohne den Schutz eines vertrauten Erwachsenen einzuschlafen, bedeutete in der frühen Menschheitsgeschichte nicht selten den sicheren Tod. Kinder waren schutzbedürftig in der Nacht, denn sowohl wilde Tiere als auch Wetterbedingungen stellten eine Gefahr dar. Kinder waren daher nur dann sicher, wenn sie im direkten Körperkontakt zu einer erwachsenen Person schlafen konnten.

In der heutigen Zeit müssen wir uns natürlich keine Gedanken mehr über wilde Tiere und sich schnell verändernde Wetterbedingungen machen. Es gibt Heizungen, Babyfone, Schlafsäcke und die vertraute Spieluhr. Aber die Evolutionsgeschichte steckt noch in uns und unseren Kindern. Kleine Kinder tragen die Angst und mögliche Gefahren, die während des Schlafs auf sie lauern könnten, weiterhin in sich. Deshalb ist das weiche Kuscheltier und die gewohnte Spieluhr zwar „nice to have" und für viele Kinder zweitweise auch eine hilfreiche Regulierungsstrategie, sie ersetzt aber nicht die Sicherheit gebenden Bezugspersonen. Und das musst du dir auch während der Einschlafbegleitung immer wieder klar machen: Es ist normal, dass dein Kind dich hier ganz besonders braucht. Es fühlt sich sicherer, wenn du ihm direkten Körperkontakt schenkst. (Kleine) Kinder sind aus Evolutionssicht keine selbstständigen Schläfer. Aber sie werden es Schritt für Schritt ganz von alleine – und das kann am besten funktionieren, wenn sie eine liebevolle und entspannte Schlafbegleitung in den ersten Jahren erfahren dürfen. Und die beginnt mit der Einschlafbegleitung.

Einschlafbegleitung vertrauensvoll gestalten

Jetzt kannst du dir vielleicht schon etwas besser vorstellen, warum dein Kind dich abends zum Einschlafen braucht. Und mach dir dabei immer wieder klar: Das ist die Normalität und bei ganz vielen Familien ist das ähnlich! Auch wenn dir in Krabbelgruppen oder auf dem Spielplatz vielleicht oftmals Eltern begegnen, deren Kinder angeblich von Anfang an ohne Begleitung allein einschlafen konnten. Ja – das gibt es. Ist aber eher die Ausnahme und eigentlich auch nicht das, was die Natur uns vorgibt.

Du kannst also euch und eurer Einschlafsituation vertrauen. Aber jetzt fragst du dich vielleicht, wie so eine vertrauensvolle Einschlafbegleitung aussehen kann. Nun – eigentlich gibt es da keine großen Vorgaben. **Mach das, was euch guttut.** Häufig haben Eltern von der Einschlafbegleitung dieses typische Bild im Kopf aus Kinderbüchern und Filmen. Man legt sein Baby in das kuschelige Gitterbett, steht daneben, singt noch ein Liedchen und hält die Hand hinein. Das schenkt dem Kind doch genug Nähe, man steht doch schließlich genau daneben? Aber hier müssen wir dich enttäuschen.

Vielleicht hilft es dir, dich mal selbst in diese Lage zu versetzen: Du befindest dich in einer Situation, in der du gerade ängstlich bist, vielleicht etwas gehört oder gesehen hast, was dich beunruhigt hat und du kommst zu deinem Partner, um dich von ihm durch diese Phase begleiten zu lassen. Was würde dir jetzt sicher wenig helfen? Vermutlich wenn dein Partner zu dir auf Abstand geht, dir ein paar nette Worte sagt und dir seine Hand hinhält. Wäre es nicht viel hilfreicher und beruhigender, wenn er dich einfach mal fest in den Arm nimmt und so lange hält, bis du dich wieder entspannt und beruhigt hast?

Die meisten Menschen würden Letzteres vorziehen. Warum sollte sich also ein Baby, das in der Schlafsituation noch recht hilflos ist, in dieser schwierigen Trennungssituation mit einem kleinen Finger und einem Liedchen zufriedengeben? Dein Kind braucht gerade jetzt viel Nähe und Körperkontakt. Und damit ist die Frage nach einer vertrauensvollen Einschlafbegleitung fast schon beantwortet.

Wichtig: Es kommt alles das infrage, was deinem Kind hier besonders Sicherheit schenkt – in der Regel verbunden mit direktem Körperkontakt.

Ob du dein Kind dabei nah an dich gekuschelt im Bett begleitest, es zum Einschlafen stillst oder ihm mit Nähe die Flasche gibst, ob du es trägst oder wiegst, ist also gar nicht so relevant für eine vertrauensvolle Einschlafbegleitung. Dein Kind wird dir zeigen, welche Form es gerne hat und wie es am besten zur Ruhe kommt. Die Art der Einschlafbegleitung ändert sich auch häufig mit dem Alter deines Kindes. Sei also immer offen für Veränderungen.

WISSEN SCHAFFT VERSTÄNDNIS: SCHLAFEN IN BEWEGUNG

Hast du dich eigentlich mal gefragt, warum viele Kinder so gerne mit Bewegung einschlafen? Sei es Trage oder Tragetuch, das Wippen auf dem Arm, die Federwiege oder der sich bewegende Kinderwagen? Mit deinem bisherigen Wissen kannst du dir die Frage vielleicht schon beantworten: Weil es vielen Kindern besonders viel Sicherheit schenkt. Denn eines merken schon die Kleinsten: So lang sich Mama oder Papa in Bewegung hält, bin ich nicht allein. Bewegung bedeutet *„jemand ist da, passt auf mich auf und lässt mich nicht allein"* und genau das hilft vielen Kindern, um sich sicher und geborgen in der Schlafsituation zu fühlen.

Fühl dich bitte nie unter Druck gesetzt, dass nur eine bestimmte Form der Einschlafbegleitung die richtige ist. Es fühlt sich für dich nicht gut an, dein Kind in den Schlaf zu stillen? Dann ist es okay. Du kannst dein Kind auch auf andere Weise liebevoll begleiten. Du bekommst Rückenschmerzen vom vielen Tragen? Du darfst deinem Kind auch Alternativen anbieten, die für dich besser umsetzbar sind.

Und du musst dich gar nicht festlegen. **Je flexibler ihr hier seid, desto einfacher wird es für gewöhnlich.** Wenn dein Kind manchmal gerne an der Brust, draußen im Kinderwagen und abends in der Trage einschläft: super, sofern das für euch als Familie passend ist. Hab vor allem keine Angst, deinem Kind etwas Schlechtes anzugewöhnen. Mach dir klar, dass in der jetzigen Situation eine bestimmte Einschlafform scheinbar die meiste Sicherheit für dein Kind bedeutet. Und solltest du in die Situation kommen, dass eine bestimmte Einschlafhilfe für dich nicht mehr tragbar ist, gibt es Möglichkeiten einem Kind liebevoll eine neue Einschlafsituation näher zu bringen. Im Kapitel → „Einschlafen und Einschlafbegleitung“ geben wir dir dafür Impulse mit.

Gerade beim Thema Schlaf solltest du immer in der Gegenwart denken. Alles, was euch als Familie im aktuellen Zustand guttut und sich für euch richtig anfühlt, muss nicht verändert werden.

Geschwister entspannt ins Bett bringen

Eine große Herausforderung für Eltern kann die Einschlafbegleitung mehrerer Kinder sein. In unseren Beratungen begegnen wir immer wieder Eltern, die einen geringen Altersabstand zwischen ihren Kindern haben und sich sehr viele Gedanken um die Einschlafbegleitung bei einem Kleinkind und Baby machen. Auch hier musst du dir klar machen, dass die Einschlafsituation sehr individuell und abhängig ist von verschiedenen Familienkonstellationen, Charakteren und Wünschen. Einige Impulse möchten wir dir aber zu diesem Thema mitgeben.

Beide Elternteile sind involviert:
Wenn ihr die Möglichkeit habt, könntet ihr euch als Eltern aufteilen, sodass ein Elternteil das jüngere und der andere Elternteil das ältere Kind in den Schlaf begleitet. Beispielsweise könnte der Papa das ältere Kind ins Bett bringen und in der Nacht betreuen (Papa-Kind-Bett) und die Mama schläft in der ersten Zeit mit dem Neugeborenen zusammen. Das kann vor allem dann eine sehr sinnvolle Möglichkeit sein, wenn euer Kind gestillt wird.
Natürlich spielen hier einige weitere Faktoren eine Rolle. So muss sich das ältere Kind von Papa begleiten lassen und die Mama sollte mit dem Baby zu genügend Schlaf kommen. Es kann daher Sinn

machen, erste Veränderungen bereits in der Schwangerschaft umzusetzen. Vielleicht übt ihr hier bereits die Situation, dass ein Elternteil mit dem älteren Kind in einem Zimmer schläft, sodass die Umstellung, wenn das kleine Geschwisterchen geboren wurde, nicht zu groß ist. Die Aufteilung der Kinder ist auf jeden Fall eine sehr gute Möglichkeit, beiden Kindern genügend Sicherheit und Geborgenheit zu schenken. Dabei solltet ihr als Eltern auch auf eure Schlafhygiene und eine gemütliche Schlafumgebung achten.

Ein Elternteil ist zuständig:
Vielleicht ist eine solche Aufteilung bei euch nicht möglich. Möglicherweise bist du alleinerziehend oder dein Partner zu typischen Einschlafzeiten regelmäßig nicht zu Hause oder beide Kinder akzeptieren phasenweise nur dich in der Einschlafsituation. In diesen Fällen wirst du einen Weg finden müssen, beide Geschwisterkinder unterschiedlichen Alters in den Schlaf zu begleiten. Das kann – je nach Konstellation – eine echte Herausforderung sein. Denn beide Kinder fordern hier unter Umständen ganz viel Nähe und direkten Körperkontakt. Es ist also völlig normal, dass das nicht immer so einfach umsetzbar ist und du hier vielleicht auch an dem ein oder anderen Abend an deine Grenzen stößt.
Lass dir gesagt sein: Es geht nicht nur dir so. Solltest du merken, dass dich die Situation stark überfordert, versuche dir für diese Zeiten Hilfe zu beschaffen: Vielleicht kann ein anderes Familienmitglied oder ein*e Babysitter*in hier phasenweise unterstützen. Grundsätzlich gibt es für ein gemeinsames ins Bett bringen von Geschwisterkindern mehrere Möglichkeiten:
Du begleitest beide Kinder gleichzeitig im gemeinsamen Bett in den Schlaf. Dies funktioniert oft besser als gedacht, da Kinder unterschiedlichen Alters sich hier häufig gar nicht so sehr in die Quere kommen. Vielleicht magst du dein Baby auf der linken Seite in den Schlaf stillen, während dein älteres Kind in deinem anderen Arm liegt und sich an dich kuschelt. Hier musst du vermutlich erst einmal eine passende Position für euch finden und ein wenig ausprobieren,

wie ihr gemeinsam einen guten Weg findet, der sich für alle Beteiligten entspannt und richtig anfühlt.

Du begleitest beide Kinder in unterschiedlichen Schlafumgebungen in den Schlaf. Vielleicht braucht dein älteres Kind schon nicht mehr so ausgeprägten Körperkontakt und kann schon ein wenig selbstständiger einschlafen. Hier könnte es zum Beispiel eine Möglichkeit sein, dein jüngeres Kind stehend in der Trage zu begleiten, während dein älteres Kind neben dir im Bett liegt und du ihm durch deine Anwesenheit Sicherheit schenkst. Dabei könntest du ein Lied singen oder eine Geschichte erzählen und beide Kinder haben die Möglichkeit, gemeinsam auf eine Art und Weise einzuschlafen, die derzeit passend erscheint.

Das ältere Kind beschäftigt sich allein, während du das jüngere Kind in den Schlaf begleitest. In vielen Fällen passen die Schlafzeiten von zwei Kindern unterschiedlichen Alters nicht zusammen oder das gemeinsame in den Schlaf begleiten ist eine zu große Herausforderung. In einer solchen Situation kann es Sinn machen, die Kinder nacheinander ins Bett zu bringen. Dafür kannst du dem älteren Kind – sollte es dazu bereits in der Lage sein – eine Beschäftigung geben, mit der es zeitweise allein zurechtkommt, während du das jüngere Kind in den Schlaf begleitest.

Lege hier nicht zu viel Perfektionismus an den Tag: Wenn es euch in so einer herausfordernden Situation hilft, dass dein älteres Kind noch eine Folge im Fernsehen schauen darf oder es ein Hörbuch hört, dann kann das doch eine große Entlastung sein.

Nähe durch ein Geschwisterbett

Es gibt auch die Möglichkeit, ein Geschwisterbett zu etablieren. Das macht in der Regel erst dann Sinn, wenn beide Kinder keine regelmäßige nächtliche Betreuung durch Stillen oder Fläschchen mehr benötigen. Aus Sicherheitsgründen sollte man so ein Geschwisterbett auch erst dann etablieren, wenn das jüngere Kind mindestens ein Jahr alt ist. Vor allem sollte das jüngere Kind aber auch emotional schon so weit entwickelt sein, dass es ohne die elterliche Begleitung zurechtkommen kann und die emotionale Begleitung dann nicht vom älteren Geschwisterkind übernommen werden muss.

Durch ein Geschwisterbett soll also nicht die elterliche Verantwortung auf das ältere Kind übertragen werden. Es geht vielmehr darum, dass sich Geschwister in der Nacht Sicherheit schenken können durch die Anwesenheit des anderen. Es gibt keinen perfekten Zeitpunkt zur Etablierung eines Geschwisterbettes. Probiert es gerne einmal aus, wenn du das Gefühl hast, deine Kinder sind dazu bereit.

Eine solche Schlafsituation sollte erst einmal mit elterlicher Begleitung eingeführt werden und braucht häufig ein wenig Zeit, bis es von den Kindern angenommen werden kann. Dabei sollte ein Elternteil eine gewisse Zeit mit im Geschwisterbett schlafen, um zu erkennen, ob sich die Geschwister nicht gegenseitig wecken oder ob sich ein Kind durch das Schlafverhalten des anderen Kindes gestört fühlt.

Ein Geschwisterbett kann für alle Beteiligten von Vorteil sein, weil die Kinder **sich ohne die Anwesenheit der Eltern gegenseitig Sicherheit und Geborgenheit schenken** können und auf diese Weise viele Kinder besser und ruhiger schlafen können. Aber natürlich ist auch der umgekehrte Fall denkbar: So kann der Schlaf der Kinder auch gestört werden, weil sie sich gegenseitig ablenken oder aufwecken können.

Solltet ihr euch überlegen ein Geschwisterbett einzuführen, dann achtet darauf, dass die Kinder ausreichend Platz haben und sich im gemeinsamen Bett wohlfühlen können.

Schlafbegleitung von Zwillingen

Die Tipps und Impulse aus diesem Kapitel kannst du grundsätzlich auch für Zwillinge bzw. Mehrlinge anwenden. Solltest du deine Zwillinge stillen, dann kannst du probieren, ob du sie gemeinsam stillend in den Schlaf begleiten kannst (hierzu gibt es auch sehr hilfreiche Zwillings-Stillkissen). Natürlich ist es auch immer möglich, sie nacheinander zu begleiten, während dein/e Partner*in in der Zwischenzeit ein Kind betreut.

Es kann aber auch sehr hilfreich sein – unabhängig davon, ob eure Kinder gestillt werden oder nicht –, dass ihr euch als Elternteile hier unterstützt. So kann jeder Elternteil ein Kind, sei es durch das Fläschchen, tragend, oder kuschelnd im Bett, in den Schlaf begleiten.

Viele Eltern von Zwillingen fragen sich, ob sie beide Kinder (oder Mehrlinge) in ein Bett oder getrennt schlafen legen sollen. Wenn die notwendigen Sicherheitsvorkehrungen für den Babyschlaf im ersten Lebensjahr eingehalten werden, dann kann ein gemeinsames Bett für Zwillinge sehr hilfreich sein, da sie sich auf diese Weise gegenseitig Nähe und Geborgenheit schenken können. Ihr dürft euch hier vor allem Zeit lassen, einen geeigneten Weg zu finden.

Wie auch immer euer Weg aussehen wird: Versucht beiden Kindern, soweit es euch möglich ist, Nähe und Körperkontakt zu schenken und sie am Abend sowie in der Nacht zu begleiten.

Möglichkeiten für das abendliche ins Bett gehen

Wie du bereits erfahren hast, kann eine abendliche Routine auch zu deiner Schlafhygiene dazugehören und deinen eigenen Schlaf unter Umständen fördern. **Routinen können Kindern, aber auch den Eltern Sicherheit schenken.** Denn durch Routinen wissen Kinder, was als nächstes auf sie zukommt. Viele Kinder lieben es, wenn sie mitbestimmen können und sie wissen, was sie erwartet. Unvorhersehbare und fremde Situationen machen einigen Kindern Angst, weil ihnen die kognitive Fähigkeit und der Erfahrungsschatz fehlt, aus anderen bisherigen Erfahrungen auf die neue Situation zu schließen. Am Abend sind Kinder häufig sehr müde und kaputt vom Tag und daher weniger kooperationsbereit, sodass feste Strukturen und Rituale vielen Kindern helfen können, um die abendliche Zubettgeh-Situation entspannter anzunehmen.

Herangehensweisen für individuelle Schlafsituationen

Es gibt aber ebenso Familien, für die Rituale und feste Herangehensweisen weniger hilfreich sind, da Strukturen einengen und unter Druck setzen können. So stresst es manche Eltern, wenn sie das Gefühl haben, abends noch einer ganz bestimmten Routine zu folgen. Es gibt auch Kinder, die sich leichter tun, die abendliche Vorgehensweise dem jeweiligen Tag und der Situation anzupassen. Wir gehen im Folgenden auf beide Herangehensweisen ein und du schaust, womit deine Familie sich vielleicht wohler fühlt. Übrigens kannst du dabei nicht so viel falsch machen: **Probiere aus, was für euch die passendere Alternative ist.**

Kooperationsbereitschaft am Abend

Dein Kind hat den ganzen Tag kooperiert. Im Kindergarten, zu Hause, beim Einkaufen, bei der Oma, beim Zähneputzen, beim Essen und sicher noch in vielen anderen Situationen während des Tages. Daher ist es für Kinder hilfreich, wenn sie am Tag schon viel selbst bestimmen und auch kontrollieren können. Natürlich kannst du deinem Kind nicht die komplette Kontrolle über alles geben, aber für nahezu jede Situation kannst du deinem Kind zumindest Wahlmöglichkeiten anbieten. Und dies kann sich auch auf einen ruhigeren und konfliktfreieren Abend auswirken.

Du entscheidest, was du deinem Kind zutraust.
Beispiele für Selbstbestimmung und Kontrolle sind:

- Den Schlafanzug gemeinsam auswählen.
- Duschen oder Baden?
- Welcher Schlafsack darf es sein?
- Welches Buch wird vorgelesen?
- Was spielt ihr noch vor dem Fertigmachen?
- Den Ablauf des abendlichen Rituals durch einen **Wochenplaner** mitbestimmen. Erstelle mit deinem Kind einen Wochenplaner. Diesen kannst du ganz einfach selbst gestalten. Du brauchst:
    1. Eine Magnettafel,
    2. Stifte, die du wieder abwischen kannst,
    3. verschiedene Symbole für die alltäglichen Aktivitäten
    4. und eine Möglichkeit, die Symbole an eurem Tagesplan zu befestigen: Viele nutzen hierfür Klettverschluss, Magnete oder selbstklebende Klettpunkte.
    5. Dann teilst du die Tafel in 7 Bereiche auf: Das sind die Wochentage. Anschließend noch nach Tageszeiten. Hier sind deiner Kreativität keine Grenzen gesetzt. Du kannst die Tage nach Morgen/Nachmittag/Abend unterteilen oder nach Stunden.
    6. Für das Abendritual druckst oder malst du dir dann passende Symbole, z. B. Schlafanzug, Buch, Bett, Kuscheltier, Bade-

wanne, ruhige Aktivitäten (Puzzeln, Farben ordnen usw.) und vieles mehr.

7. Dann darf dein Kind jeden Nachmittag entscheiden, wie der heutige Abend abläuft.
8. Solch einen Wochenplaner kannst du tatsächlich schon sehr früh einführen. Am Anfang übernimmst du das Befestigen der Symbole und bestimmst somit die Abläufe, später dein Kind. So ein Wochenplaner kann deinem Kind Sicherheit bieten, denn es weiß, welche Schritte als nächstes folgen. Das kann deinem Kind bei den alltäglichen Übergängen helfen.

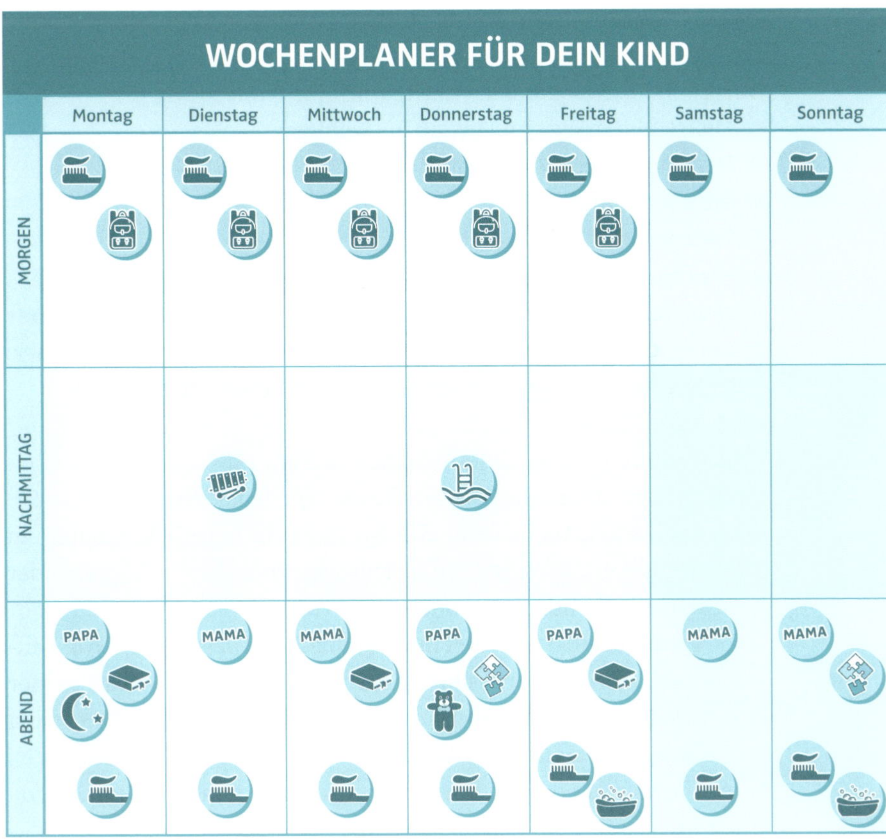

Investiere in eure Beziehung schon am Tag

Je nachdem, wie alt dein Kind ist und welche Spielformen ihr bevorzugt, sind Spiele eine gute Möglichkeit, um die Kooperationsbereitschaft deines Kindes zu steigern. Außerdem stärken sie die Verbindung zu deinem Kind. So muss es nicht mit allen Mitteln versuchen in Beziehung zu dir zu gehen. Das ist vor allem am Abend nicht selten das Problem.

Kinder verbringen über den Tag hinweg teilweise recht wenig Zeit mit ihren Eltern und wollen das natürlich am Abend nachholen. Wenn Eltern sich am Abend noch einmal exklusive Zeit nehmen, um mit dem Kind zu spielen, beim Verarbeiten der Tageseindrücke helfen und die Übergänge sanft gestalten, funktioniert das ins Bett gehen und Loslassen am Abend häufig besser.

Praktische Tipps

Investiere am Tag schon in die Beziehung zu deinem Kind, damit es in der Nacht die Trennungssituation leichter annehmen kann. Natürlich wird es dennoch Nächte geben, in denen dein Kind trotz intensiver Bindungsstärkung am Tag häufig aufwacht. Aber nicht selten wirken sich kleinere Veränderungen positiv auf die Schlafsituation aus.

Du kannst den Tag so gestalten, dass dieser eine optimale Vorbereitung auf den Abend und die Nacht ist. Dies fängt schon am Morgen beim Aufwachen an. Je mehr Zeit ihr morgens zum Ankommen und Aufwachen habt, desto einfacher kann der Start in den Tag für dein Kind sein. Natürlich gibt es auch diese Tage, die schon hektisch starten. Oftmals zieht sich diese Hektik dann durch den ganzen Tag. Versuche daher Hektik, soweit es möglich ist, zu vermeiden. Denn Eile stresst nicht nur dich, sondern auch dein Kind. Stress ist frustrierend und Kinder können Frust, aus dem dann letztlich Wut resultieren kann, noch nicht so gut abfangen wie wir. **Nehmt euch also am Morgen Zeit.**

Kinder wollen selbst bestimmen und über sich und ihren Körper die Kontrolle behalten. **Deshalb baue am Tag mehrere selbstbestimmende Situationen ein.** Nutze gezielt die Situation, die dein Kind umsetzen sollte/muss, wie z. B. die Zähne putzen oder umziehen und schenke deinem Kind Kontrolle. Es kann entscheiden, in welchem Zimmer es sich umziehen möchte oder aussuchen, welchen Pullover es heute anzieht. Reize die Kooperationsbereitschaft nicht allzu sehr aus, da dein Kind ja am Abend auch noch kooperieren muss.

Biete deinem Kind regelmäßig Ruhephasen an. Je jünger ein Kind ist, desto mehr Pausen braucht es am Tag. Bei älteren Kindern kannst du z. B. im Kinderzimmer oder in einer ruhigen Ecke des Wohnzimmers eine Ruheoase etablieren. Diese richtest du mit deinem Kind zusammen ein. Arrangiere zum Beispiel ein Lichterzelt mit vielen Kissen und Bilderbüchern, die zum Entspannen anregen, oder biete deinem Kind eine Möglichkeit, Hörspiele zu hören.

Ältere Kinder müssen am Tag nicht unbedingt schlafen, allerdings brauchen sie einen Rückzugsort und Möglichkeiten, sich zu entspannen. Von sich aus können jüngere Kinder das in der Regel nicht, sie brauchen deine Begleitung und Ideen bzw. Inspirationen von dir, um zu erkennen, dass es ihnen guttut, sich immer mal wieder auszuruhen.

Dein Kind braucht ausreichend Bewegung und frische Luft. Ja, wir wissen, dass du das schon 100-mal gehört hast. Frische Luft und ausreichend Bewegung tun dir und deinem Kind gut. Auch wenn man sich nicht täglich rausquälen will, es tut euren Körpern und dem Geist gut. Manche Kinder benötigen vor dem abendlichen ins Bett gehen noch einmal Bewegung, andere bereits Ruhe. Du kennst dein Kind am besten, probiere es einfach aus und schau, was deinem Kind hilft, sich abends besser zu entspannen. Du solltest so etwas allerdings immer über mehrere Tage testen, da Veränderungen sich noch nicht nach kurzer Zeit zeigen.

Baue Bindungszeiten ein. Zeiten, in denen du deine volle Aufmerksamkeit auf dein Kind richtest und dich vom Spiel (falls dein Kind schon spielt) treiben lässt. Ansonsten leitest du altersgerechte Spiele an. Bei kleineren Kindern sind das z. B. Lieder, Fingerspiele, kurze Bücher, körperbetonte Spiele. Bei älteren Kindern sind das oft Symbolspiele, Rollenspiele und Aktivitäten wie basteln oder mit Puppen/ Autos usw. spielen. Solche Spiele helfen deinem Kind, die alltäglichen Eindrücke besser zu verarbeiten. Manchmal ist es besser, du lässt dein Kind einfach drauflos spielen und manchmal ist es für dein Kind hilfreich, wenn du das Spiel anleitest.

Aktivitäten, die eure Verbindung und Beziehung stärken können: Du kannst am Tag oder am Abend auch mit deinem Kind ein paar verschiedene Spielarten umsetzen, um die Verbindung vor dem Schlafengehen noch einmal zu stärken und in die Beziehung zwischen dir und deinem Kind zu investieren. Es kann sich auf diese Weise mehr gesehen, wertgeschätzt und ernst genommen fühlen.
Es gibt eine Reihe von Spielen, die die (Ver-)Bindung zwischen Eltern und Kind stärken. Mit Hilfe dieser Spiele können Kinder Erlebtes verdeutlichen und über das Spiel mit ihren Bezugspersonen kommunizieren. Zudem können Kinder durch das Spiel Anspannungen und Stress abbauen, was für eine gelingende Einschlafbegleitung wesentlich ist.

1. Spiele, die vom Kind initiiert werden
Diese Art von Spiel hilft deinem Kind, über Probleme oder Situationen zu sprechen, die es belasten und die es nicht anders verarbeiten kann. Jegliche Themen, die dein Kind bei solch einem Spiel anbringt, sind wichtig. Zum Beispiel der Vormittag in der Kita, Erfahrungen während der Sauberkeitsentwicklung oder akute Ängste. Dein Kind kann durch das Durchspielen der belastenden Situation in einem geschützten Rahmen bei dir Kraft tanken und das Bedürfnis nach Sicherheit wird wieder erfüllt.

2. Als-Ob-Spiele

Ein typisches Als-Ob-Spiel ist beispielsweise das Füttern einer Puppe oder das Telefonieren mit einer Banane. Bei dieser Spielform kannst du z.B. mithilfe von Spielsachen unverarbeitete Erlebnisse beziehungsweise alltägliche Situationen ansprechen, indem ihr sie nachspielt. So könnte man zum Beispiel Geschwisterstreitigkeiten mit den Handpuppen nachspielen und bessere Lösungsvorschläge in das Spiel einbringen. Auch wenn Kinder während eines solchen Spiels aggressiveres Verhalten zeigen – sich zum Beispiel Dinos gegenseitig bekämpfen – ist das ein völlig normaler Vorgang. Kinder können durch das Spiel Spannung und Aggressionen abbauen und ihr könnt gut über Gefühle reden und die Perspektivenübernahme üben. Auf diese Weise könnt ihr zum Beispiel Arztbesuche, Konflikte oder die abendliche Routine durchspielen.

3. Wechselbeziehungsspiele

Bei dieser Spielart soll dein Kind ein bestimmtes Verhalten zeigen, auf das du immer auf die gleiche Weise reagierst. Dies kann deinem Kind Macht, Sicherheit und Verantwortung schenken, denn es kann absehen, was passiert und sich auf die Situation einstellen. Diese Art von Spielen kann eure Bindung fördern, da das Vertrauen gefestigt wird, wenn du wie erwartet reagierst. Zudem schenkt es deinem Kind ein starkes Machtgefühl und wirkt der täglichen verlorenen „Kontrolle“ entgegen.

Ein mögliches Wechselbeziehungsspiel wäre das sogenannte **Stupsspiel**: Dein Kind stupst dir leicht auf die linke Wange (lachen), auf die rechte Wange (trauriges Gesicht), auf die Schulter (so tun, als wäre man ein Vogel, der fliegt), auf die andere Schulter (Fliegstopp), auf den Rücken usw. Du kannst das natürlich ganz individuell mit deinem Kind umsetzen.

4. Spiele, die auf „Trennung“ basieren

Eine weitere Möglichkeit sind Spiele, die auf einer Trennung basieren, wie zum Beispiel „Guck-Guck-Spiele“ oder ein typisches Versteckspiel.

Je älter dein Kind ist und je geübter Trennungen sind, desto länger könnt ihr euch verstecken und desto schwerer können die Verstecke sein. Durch diese Spiele könnt ihr anstehende Trennungen üben.
Da Schlafen als eine Trennung von deinem Kind empfunden werden kann, können solche Spiele eine gute Vorbereitung für die Nacht sein. So zeigst du deinem Kind, dass eine Trennung nicht bedrohlich ist und besetzt diese positiv. Zudem kannst du während des Spielens gut erkennen, ob dein Kind Schwierigkeiten hat, sich von dir zu trennen. Ist das der Fall, kannst du noch mehr darauf achten, deinem Kind am Tag viel Nähe und Sicherheit zu geben sowie Trennungen so oft es möglich ist zu vermeiden.

5. Quatsch-Mach-Spiele
Diese Art von Spiel geht meist von deinem Kind aus, indem es etwas bewusst falsch macht oder überzogen reagiert. Dieses Verhalten kann Spannung und Angst abbauen. Bei euch ist die abendliche Wickelsituation schwierig? Dann mach hier richtig viel Quatsch mit der Windel oder dem Anziehen des Schlafanzugs. Stell dich unwissend, mach Unsinn und bringe dein Kind zum Lachen. Das baut die innere Anspannung ab, nimmt der Situation den Druck und bestenfalls will dir dein Kind dann auch noch zeigen, wie man sich eigentlich anzieht.
Angst vor Monstern? Dann spielt Monster und ordnet ihnen positive Eigenschaften zu (das Monster kichert z. B. immer, wenn es eine Biene sieht, weil die so lustig brummt oder es hat Angst vor Ameisen, weil die so stark sind). Diese Spiele lockern die Stimmung auf, können einen konfliktreichen Tag entspannen und bringen meistens viel Freude. Dein Kind kann durch diese Spielform Stress abbauen und den Tag abends besser verarbeiten.

6. Spiele, bei denen die Kinder die Kontrolle übernehmen
Solche Spiele sind eine tolle Möglichkeit, um deinem Kind mehr Kontrolle zu übergeben und somit auch das Bedürfnis nach Selbstwirksamkeit zu erfüllen. Oftmals haben Kinder im Alltag wenig Kon-

trolle und müssen sich häufig den Begebenheiten anpassen. Daher ist diese Art des Spielens eine Möglichkeit, um das Machtverhältnis in der Eltern-Kind-Beziehung umzukehren und das Kind bestimmen zu lassen. Diese Umkehr kann euer Vertrauen und eure Beziehung stärken. Macht zum Beispiel eine Kissenschlacht, spielt wilde Spiele und geht in eurer Rolle auf. Letztlich sind es häufig Spiele, die von deinem Kind ausgehen und in denen dein Kind deine Rolle, dein Verhalten und Reaktion bestimmen darf. Auf diese Weise kannst du die Kooperationsbereitschaft für den Abend steigern.

7. Mal wieder Baby sein

Diese Art von Spielen ist häufig bei Kindern zu entdecken, die schon ein wenig älter sind und z. B. ein Geschwisterchen bekommen haben. Denn dann spielen die Großen auf einmal wieder Baby, wollen wie ein Baby getragen und behandelt werden. Dies kann Kindern Sicherheit und Geborgenheit geben, vor allem in Phasen, in denen sie große Entwicklungsschritte vollziehen oder sich ihr Alltag wandelt (die Mama zum Beispiel wieder schwanger ist oder gerade ein Geschwisterkind geboren wurde).

8. Rollenspiele

Viele Kinder lieben Rollenspiele, denn diese vereinen mehrere Spielarten, die deinem Kind z. B. Kontrolle schenken, alltägliche Eindrücke verarbeiten lassen und dazu beitragen über Gefühle zu sprechen. Du kannst ein Rollenspiel anleiten oder es kann von deinem Kind ausgehen. Beim Rollenspiel übernehmen Kinder häufig auch die „Machtposition“ und stillen somit ihr Bedürfnis nach Selbstwirksamkeit.

Strukturen und Abläufe können helfen

Es gibt also viele Möglichkeiten, die Kooperationsbereitschaft deines Kindes am Abend zu fördern und euch somit einen entspannteren Abend zu gestalten. Für dich bzw. euch als Elternpaar kann ein

Wochenplaner wie zuvor beschrieben auch eine große Hilfe sein, da ihr schneller und einfacher eine Struktur etabliert und euch daran orientieren könnt.

Feste Strukturen zu haben bedeutet nicht, dass ihr jetzt über Jahre hinweg dieses eine abendliche Ritual durchführen müsst und nichts an der Routine verändern dürft. Ganz im Gegenteil: Eure festen Abläufe dürfen mitwachsen und sich natürlich an eure Bedürfnisse und Wünsche anpassen.

PRAKTISCHER QUICKIE: EIN GUTE-NACHT-KORB FÜR EURE ABENDROUTINE

Ein Gute-Nacht-Korb ist ein Körbchen, in den dein Kind entweder täglich oder wöchentlich Dinge hineinlegen kann, die es am Abend vor dem Schlafengehen noch (mit dir) machen möchte. Dabei ist es egal, ob dein Kind im eigenen Bett schläft oder bei dir/euch. Du darfst gerne darüber entscheiden, wie viele Dinge dein Kind in den Korb legen darf (damit die Routine abends nicht zu lang wird), aber dein Kind sollte am besten so selbstständig wie möglich dieses Körbchen füllen dürfen. Infrage kommen hierzu zum Beispiel reizarme, kurze Gute-Nacht-Geschichten, ein Puzzle, ein Nachtlicht oder ähnliches.

So kannst du für dein Kind sanftere Übergänge etablieren, wenn es vom Tag in Richtung Schlafenszeit geht, und deinem Kind auf diese Weise eine ordentliche Portion Selbstwirksamkeit schenken.

Es geht auch anders: Bleib flexibel

Nicht für alle Familien sind feste Strukturen und Routinen am Abend eine hilfreiche Vorgehensweise. Nicht selten fühlen sich Eltern auf diese Weise unter Druck gesetzt, abends einem bestimmten Ablauf folgen zu müssen. Wie du ja bereits erfahren hast, kann sich Stress der Bezugspersonen immer auch auf das Kind auswirken.

So gibt es einfach Familien, bei denen jeder Tag anders aussieht. Keine festen Schlafzeiten, weil man morgens mal um 7 und mal um 9 Uhr aufsteht. Unterschiedliche Tagesaktivitäten und dementsprechend auch verschiedene Situationen am Abend. Mal ist das Kind schon um 19 Uhr und mal eben erst um 21 Uhr müde. Mal fällt man vom Spielplatz gleich ins Bett, weil man das Abendessen dort in Form eines Picknicks gegessen hat und man das müde Kind danach sofort ins Bett bringen kann. Und mal hat man abends noch einige Stunden zu Hause Zeit, um Bücher anzuschauen, gemeinsam Abend zu essen und dann ganz entspannt ins Bett zu gehen.

Fühl dich bitte nicht unter Druck gesetzt, einem bestimmten Abendritual folgen zu müssen. Vielleicht helfen dir einige Impulse auch für eure Abendgestaltung. Aber du musst dich nicht verpflichtet fühlen hier, einem genauen Ablauf zu folgen. Achte gerne einfach auf die Signale deines Kindes, versuche die jeweils passende Schlafzeit am Abend zu finden und gebe deinem Kind das, was ihm in der Situation guttut. Und das kann durchaus an jedem Abend der Woche etwas anderes sein.

Nimm dir uns als Beispiel, wie unterschiedlich ein Abend in Familien ablaufen kann: Während es bei Lina immer schon sehr feste Routinen und Abläufe gab, um ihren Kindern hier Struktur und Sicherheit zu bieten, sehen bei Dominique und ihrer Tochter die Abende immer völlig verschieden aus – immer angepasst an den jeweiligen Tagesablauf. Obwohl wir beide Schlafberaterinnen sind und daher viel Hintergrundwissen zum Thema Schlaf haben, gehen wir völlig verschieden mit unserer Einschlafsituation am Abend um. Und das ist völlig okay.

Finde den für euch passenden Weg und lass dich nicht verunsichern.

SCHLAFEN BEI UNTERSCHIEDLICHEN BEZUGSPERSONEN

Vielleicht kennst du die Situation: Seit Monaten oder gar Jahren begleitest du dein Kind in den Schlaf und bist auch nachts überwiegend verantwortlich? Jeden Abend beginnt der Kreislauf von Neuem. Du fühlst dich allein mit der Situation, denn gefühlt bei allen anderen Familien ist das gar kein Problem? Du kannst dir sicher sein – ihr seid nicht allein. Und vielleicht ist jetzt auch der richtige Zeitpunkt für euch gekommen, etwas zu verändern? Und ihr fragt euch, wie das funktionieren soll? Ein paar Impulse möchten wir dir dafür mitgeben.

Die Schlafbegleitung ist nicht etwa an die Mama gebunden (die unserer Erfahrung nach häufiger diesen Part übernimmt). Ganz im Gegenteil: Du hast bis hierhin bereits erfahren, dass Schlafen und Einschlafbegleitung mit Sicherheit und Vertrauen zu tun haben.

Schlafen bei Papa oder Mama

Ein Kind benötigt den Schutz einer liebenden Bezugsperson, um entspannt und vertrauensvoll einschlafen und nachts gut weiterschlafen zu können. Warum sollte das also nur die Mama können? Genau – das macht keinen Sinn. Was aber sehr wohl Sinn macht: dass dein

Kind phasenweise einen Elternteil bevorzugt, weil es sich dort ggf. etwas sicherer fühlt oder es einfach gewohnt ist, dort einzuschlafen.

Probiert es beide von Anfang an – aber erzwingt nichts und setzt euch als Familie vor allem nicht unter Druck. Und vielleicht möchtet ihr ja auch, dass erst einmal nur ein Elternteil für die Schlafbegleitung verantwortlich ist, weil ihr es als Familie besser umsetzen könnt. Möglicherweise möchte dein Kind phasenweise auch besonders gerne an der Brust einschlafen, die nun mal zur Mama gehört. Alles ist okay – solang ihr euch damit wohlfühlt.

Was wir euch aber sagen möchten: Ihr dürft natürlich beide von Beginn an die Schlafbegleitung übernehmen, wenn es bei euch gut ins Familienleben passt. Denn es kann euch hier ein bisschen Flexibilität verschaffen. Der Tag wird kommen, an dem Mama oder Papa abends mal etwas anderes vorhaben. Und natürlich wäre es dann am einfachsten, wenn dein Kind es schon kennt, auch beim anderen Elternteil zu schlafen. Das geht übrigens ohne Weiteres auch, wenn die Mama gerne in den Schlaf stillt. Kinder können hier gut unterscheiden zwischen ihren Bezugspersonen. Wenn ihr also die Möglichkeit habt, dass beide mal für den Schlaf des Kindes zuständig sind und euer Kind das gut annimmt – dann fühlt euch gerne beide von Beginn an verantwortlich.

Wieso will dein Kind nur bei dir schlafen?

Möglicherweise stehst du jetzt beim Lesen dieses Buches aber schon an einem ganz anderen Punkt: Eventuell bringst du bereits seit Monaten oder Jahren euer Kind ins Bett und bist vielleicht auch nachts allein zuständig? Gar nicht etwa, weil dein Partner dir hier nicht gerne die Situation auch mal abnehmen würde, sondern weil dein Kind einfach nur bei dir ein- und weiterschlafen möchte?

Erst einmal zur Beruhigung: Das ist alles andere als eine Ausnahme. Ganz im Gegenteil: Es ist wohl eines der häufigsten Beratungsthemen. Klar, der häufigste Fall in diesem Zusammenhang ist, dass ein Kind nur bei der Mama schlafen möchte und den Papa ablehnt.

Aber natürlich gibt es auch den umgekehrten Fall und selbstverständlich gibt es auch Familien mit zwei Mamas oder zwei Papas oder ganz anderen Konstellationen. Wenn wir hier also von Mama und Papa sprechen, dann der Einfachheit halber – aber natürlich gelten die Ausführungen für alle denkbaren Familienkonstellationen.

Nun aber zurück zur Ausgangsfrage: Wie kann es sein, dass dein Kind dich bevorzugt in der Schlafsituation? Oder auch deine/e Partner*in bevorzugt und du selbst wenig Chancen hast? Nun – nach allem, was du bisher über den Schlaf deines Kindes erfahren hast, wirst du vielleicht selbst schon erste Ideen haben. Was können hier typische Gründe sein, warum ein Elternteil vom Kind beim Schlafen abgelehnt wird?

- Möglicherweise **fühlt sich dein Kind bei einem von euch ein wenig sicherer**. Das bedeutet nicht notwendig, dass ein Elternteil etwas falsch macht oder eine schlechtere Bezugsperson ist. Aber manchmal sind es einfach die äußeren Umstände, die dazu beitragen, und schon kleine Nuancen können dazu führen, dass dein Kind bei einem von euch etwas besser zur Ruhe kommen kann. Das kann zum Beispiel der Fall sein, wenn der Papa (oder die Mama) tagsüber beruflich unterwegs ist und daher weniger Zeit mit dem Kind verbringt. Abends dann bei der Person einzuschlafen, die den Tag über wenig da war, ist für viele Kinder eine Herausforderung.
- Vielleicht **hat sich dein Kind auch an eine bestimmte Einschlaf- und Weiterschlafsituation gewöhnt**. Wir haben schon festgestellt – Gewohnheiten sind nicht etwa etwas Schlechtes. Sie können deinem Kind Sicherheit schenken. So also auch, wenn es um die Person geht, bei der eingeschlafen wird. Und nicht ver-

wechseln: Die Gewohnheit kann hier an die Person gekoppelt sein, ohne dass die Art der Einschlafbegleitung im Vordergrund stehen muss. Worauf wir hinauswollen? Ein ganz häufiger Grund, das Einschlafstillen zu beenden (oder gar komplett abzustillen) ist der, dass der Papa mehr in die Schlafsituation integriert werden soll. Das ist aber ein Denkfehler: In den meisten Fällen ist nicht das Stillen der entscheidende Faktor, sondern die über oft Monate oder Jahre hinweg gleiche Situation von Mama, statt Papa ins Bett gebracht zu werden. Lass dir daher als stillende Mama sagen: Versucht es anders. Kinder können oft wunderbar unterscheiden zwischen verschiedenen Personen und damit auch verschiedenen Einschlafbegleitungen. Vielleicht hilft es dir zu wissen, dass dieses Thema in Schlafberatungen nicht spürbar seltener in Familien vorkommt, in denen das Kind nicht in den Schlaf gestillt wird, sondern von der Mama auf andere Art in den Schlaf begleitet wird über eine längere Dauer. Häufig gibt es aber die Situation, dass eine Mama allein deshalb abgestillt hat und dann – oh Wunder – der Papa trotzdem keine Chance hat das Kind ins Bett zu bringen. Schade, wenn Mama und Kind hier auch hätten weiter stillen können.

- Es besteht auch die Option, dass dein Kind einfach **eine Auswahl für einen bestimmten Elternteil getroffen hat**. Gerade bei älteren Kindern eine völlig legitime Entscheidung. Mach dir einfach mal deutlich: Warum sollte dein Kind, wenn es um die Schlafsituation geht, keine Entscheidung für eine bestimmte Bezugsperson treffen? Solche Entscheidungen treffen wir doch jeden Tag. Mit Freundin A gehen wir besonders gern zum Sport und mit Freundin B können wir am besten lange Gespräche führen. Mit der Mutter gehen wir gerne in Museen und Parks und den Vater fragen wir, wenn wir Hilfe mit dem Auto brauchen. Oder sind für euch alle nahestehenden Personen, die ihr im Leben habt, in allen Lebenslagen völlig gleichwertig zu beurteilen? Mögt ihr deshalb die eine Person zwangsläufig mehr als die andere? Nicht unbedingt, oder? Warum um alles in der Welt sollte dein Kind also bei dieser so wichtigen Entscheidung keine eigene Auswahl treffen dürfen? Das wäre doch unlogisch. Bei allen anderen Themen im Leben eines Kindes akzeptieren Eltern diese Auswahlmöglichkeit übrigens sehr viel häufiger: wenn es darum geht, dass das eigene Kind mit dem einen Elternteil vielleicht lieber Fußball spielt oder auf dem Spielplatz tobt und mit dem anderen Elternteil dafür lieber Bücher anschaut und Playmobil spielt. In diesen Situationen wird die Entscheidung des Kindes oft als völlig legitim und nachvollziehbar erachtet. Wenn es dann aber um die Schlafsituation geht, ist jegliches Verständnis dahin. Das soll auch nicht heißen, dass du jetzt dieses Thema nicht mal versuchen kannst anzugehen. Aber es macht viel aus, wenn man mit Verständnis in so eine Situation hineingeht und nicht mit Wut darüber, warum in Gottes Namen das eigene Kind den anderen Elternteil beim Schlafen nicht annimmt.

Wie kann der andere Elternteil übernehmen?

Die (Ver-)Bindung stärken: Zunächst einmal dürft ihr euch als Eltern fragen, ob euer Kind die Möglichkeit hatte zu dem Elternteil, bei dem das Schlafen bisher noch nicht so gut klappt, eine vertrauensvolle und sicherheitsspendende Bindung aufzubauen. Oft fehlte es einfach an Zeit und Möglichkeiten, hier eine Nähebeziehung zu entwickeln. Häufig scheitern daher schon viel kleinere Schritte, sodass das Schlafen bei der Bezugsperson (auch wenn es Mama oder Papa ist) noch weit entfernt ist.

Startet also erst einmal mit ganz anderen Situationen: gemeinsames Spielen, gemeinsames Essen, zusammen einkaufen gehen, zusammen Herausforderungen meistern. Nicht selten wird uns in einer Beratung die folgende Situation geschildert: Die Mama ist seit vielen Monaten oder gar Jahren in Elternzeit mit dem Kind zu Hause. Der Papa arbeitet unter der Woche und hat, wenn überhaupt, am

Wochenende Zeit für das gemeinsame Kind (bitte nicht als Vorwurf verstehen – manchmal sind Lebensumstände eben so). Bisher hat das Kind nie allein Zeit mit dem Papa verbracht, weil am Wochenende dann gemeinsame Familienzeit ansteht. Nun möchte die Mama aber gerne abends mal wieder ihre Freundin treffen und der Papa soll jetzt das Kind ins Bett bringen. Was glaubst du? Klappt das? Also wir wären skeptisch. Warum? Weil es eine viel zu hohe Erwartung an das Kind ist.

Wir vergleichen diese Situation immer ganz gerne mit einer Kita-Eingewöhnung. So eine Eingewöhnung (gerade bei jüngeren Kindern) kann mehrere Wochen dauern. Niemand käme auf den Gedanken, das Kind direkt am ersten Tag dort schlafen zu lassen. Denn ihr wisst nun: **Schlafen ist für euer Kind eine bedeutende Trennungssituation.** Da würde man doch erst einmal mit kleineren und leichteren Trennungssituationen starten. Eben so, wie man es auch in der Eingewöhnung machen würde: kleine erste Trennungen und diese dann Schritt für Schritt ausweiten, bis es irgendwann auch mal ans Schlafen gehen kann. Das aber erst, wenn das Kind eine Beziehung zu seinem/seiner Bezugserzieher*in aufgebaut hat.

So wie in der Eingewöhnung geht also einen Schritt zurück, wenn ihr noch nicht so weit seid.

Das Beispiel zeigt sehr schön, dass Kinder für verschiedene Trennungssituationen (und Einschlafen ist häufig eine solche Situation) eine Bezugsperson an ihrer Seite benötigen. Sie schenkt ihnen genug Sicherheit, sodass ein Kind vom Alltag und von den vielen Eindrücken loslassen kann. Wenn ein Elternteil am Tag und über die Woche hinweg relativ wenig Zeit mit dem Kind verbringt, dann sollte es niemanden verwundern, wenn eine Situation wie das Schlafen, die viel Sicherheit und Vertrauen benötigt, „nur" mit der vertrauten Bezugsperson funktioniert. Aber keine Sorge! Der andere Elternteil kann das ändern – Schritt für Schritt, mit Geduld und kleinen Zielsetzungen.

Also beginnt mit leichteren Situationen. Der Papa könnte zum Beispiel mal mit eurem Kind allein zu Hause bleiben, wenn die Mama einkaufen ist. Der Papa könnte auch mal allein mit eurem Kind auf den Spielplatz gehen und vielleicht klappt es dann auch nach einiger Zeit mit dem ersten Tagschlaf beim Papa. Aber hier direkt die schwerste Trennungssituation für ein Kind herauszugreifen – nämlich das abendliche Ein- oder Weiterschlafen – wird euch alle vermutlich vor zu große Herausforderungen stellen und das kann sich auf die gesamte Situation eher negativ auswirken. Vielleicht verunsichert es den Papa, macht ihn nervös oder die abneigende Haltung des Kindes ihm gegenüber verletzt ihn. Es braucht Geduld beider Elternteile und klare Absprachen untereinander.

Also einen Schritt vor den anderen und in eurem Tempo – so macht es Sinn. Anderes gilt natürlich wie immer dann, wenn euer Kind überhaupt kein Problem damit hat. Wenn es trotz einer nicht ganz einfachen Ausgangssituation super gerne und entspannt beim Papa einschläft, dann macht das natürlich. Aber wenn es nicht klappt, dann überfordert euch nicht als Familie, sondern nähert euch langsam eurem Ziel.

Im Kapitel → „Einschlafen und Einschlafbegleitung" findet ihr übrigens einige wertvolle Impulse, wie ihr den Bindungsaufbau zu einem Elternteil stärken könnt (zum Beispiel mit den Spielideen, um die Beziehung zu vertiefen).

Abendliches Ritual übernehmen: Manchmal können sich schon die kleinen Veränderungen positiv auswirken. So könnte der Elternteil, der mehr in die Schlafsituation einbezogen werden soll, damit beginnen, das abendliche Ritual (wenn ihr denn eines habt) zu übernehmen. Macht kein riesiges Thema draus. Oft ist weniger mehr. Mama oder Papa müssen also jetzt nicht zwingend abends fünf Bücher lesen und drei Lieder singen und dann noch durch die Wohnung tanzen. Aber es kann hilfreich sein, dass euer Kind Schritt für Schritt die andere Bezugsperson mit der Schlafsituation verbindet. Und wenn dann das Einschlafen einfach mal so klappt – super. Wenn nicht, übernimmt eben in der Situation wieder der andere Elternteil, ohne dass ihr euch unter Druck setzt.

Mama (oder Papa) – du hast mal Ausgang! Ja, richtig gehört. Wenn ihr das Gefühl habt, eine gute Basis ist da, also euer Kind hat zu Mama oder Papa (wer auch immer hier die Schlafsituation neuerdings übernehmen soll) eine vertrauensvolle Beziehung, einfachere Trennungssituationen haben bisher gut geklappt und auch sonst habt ihr das Gefühl, ihr könnt es wagen, dann hilft manchmal nur der Sprung ins kalte Wasser. Und das bedeutet: Die gewohnte Bezugsperson ist zur Einschlafzeit einfach mal nicht da. Und nein – damit meinen wir nicht, dass euer Kind einem von euch schreiend aus den Armen gerissen wird und dann so lange schreien soll, bis es eingeschlafen ist. Ganz und gar nicht, ihr solltet auch hier ganz ohne Druck an so eine Situation herangehen und es dann einfach mal probieren. Jetzt fragt ihr euch vielleicht: Warum denn dieser Umweg? Wir wollen doch, dass der Papa/die Mama das Kind auch ins Bett bringen kann, wenn der gewohnte Elternteil zu Hause ist. Aber unserer Erfahrung nach kann es die neue Situation für alle drei Beteiligten enorm erleichtern.

Aus Sicht des Kindes: Versetz dich mal in die Lage deines Kindes. Es durfte jetzt vermutlich über einen langen Zeitraum (oft über Monate oder Jahre) bei seiner gewohnten Bezugsperson einschlafen. Das soll sich nun ändern. Glaubst du wirklich, dein Kind kann sich schnell und einfach auf so eine neue und erst einmal schwierige Ausgangssituation einlassen, wenn die gewohnte Bezugsperson genau daneben sitzt? Das ist in den meisten Fällen schwierig. Denn dein Kind versteht ja noch nicht, warum es nun beim anderen Elternteil einschlafen soll. Die Gründe, die ihr als Elternpaar habt, sind für euer Kind nicht nachvollziehbar. Plötzlich soll es bei Papa (oder Mama) einschlafen (was erst einmal schwieriger sein wird), obwohl die gewohnte Bezugsperson doch unmittelbar erreichbar ist. Es wird leichter in die neue Situation finden, wenn es sich voll und ganz auf den neuen Elternteil einlassen kann, weil der andere nicht verfügbar ist.

Aus Sicht der gewohnten Bezugsperson: Gehen wir jetzt mal davon aus, dein Kind wurde bisher regelmäßig von Mama ins Bett gebracht. Und jetzt soll der Papa sich der Schlafsituation annehmen. Du als Mama sitzt also jetzt im Wohnzimmer und schaust dir das Ganze an. Welche Gedanken kommen dir wohl in den Kopf, wenn es nicht auf Anhieb entspannt klappt (was tatsächlich selten der Fall ist): *„Soll ich jetzt übernehmen? Bei mir klappt es doch viel schneller." „Mein Mann sollte es doch so machen wie ich es immer mache. Kein Wunder, dass es nicht klappt." „Das arme Kind. Bei mir funktioniert es doch immer ganz ohne weinen."* Alle diese Gedanken führen zu Unsicherheit. Und zwar nicht nur bei dir. Sobald du hier angespannt bist, wird die Gesamtsituation auch angespannter. Davon hat in so einer Veränderungssituation niemand etwas. Gib den beiden die Chance, sich aufeinander einzulassen, auch wenn es erst einmal weniger gut klappt als bei dir.

Aus Sicht der neu eingeführten Bezugsperson: Gehen wir also weiter davon aus, der Papa soll nun das Kind ins Bett bringen, obwohl es bisher regelmäßig bei der Mama geschlafen hat. Wie würde sich der Papa wohl fühlen, wenn die Mama direkt danebensteht? Nun – vermutlich beobachtet. Es ist nicht verwunderlich, dass man in so einer Situation weniger entspannt an die Sache herangeht. Denn man hat immer im Hinterkopf: *„Kommt die Mama jetzt gleich vielleicht ins Zimmer gestürzt?" „Vielleicht sollte ich sie doch gleich holen? Bei ihr klappt es doch immer besser." „Ach ich probiere das jetzt mal, aber sonst kommt eben gleich die Mama und macht weiter."* So richtig wird man sich mit diesem „Mama-Back-up" gar nicht auf die Situation einlassen können. Deshalb kann es sinnvoll sein, als ersten Schritt zu zweit die Situation versuchen zu meistern. Das muss nicht ewig so sein. Aber bis euer Kind sich ein wenig in die neue Situation eingefunden hat und sich eine erste Routine entwickelt hat, auch beim anderen Elternteil einzuschlafen, kann es eine sinnvolle Möglichkeit für euch sein.

PRAKTISCHER QUICKIE: SO KÖNNTE DAS BEI EUCH AUSSEHEN

1. Die Basis stimmt

Wie bereits beschrieben: So ein Vorgehen macht natürlich nur Sinn, wenn euer Kind eine gute Beziehung zu dem zu Hause bleibenden Elternteil hat und ihr alle ein grundsätzlich positives Gefühl bei der Sache habt. Denn eins ist klar: Euer Kind merkt, wenn ihr selbst nicht dahintersteht. Geht also positiv an die Sache heran. Und wenn es sich gerade noch nicht gut anfühlt, dann wartet eben noch ein bisschen und macht es in eurem Tempo.

2. Ihr bezieht euer Kind mit ein

Bereitet euer Kind altersentsprechend auf diese neue Situation vor. Erzählt bereits einige Tage vorher (bei älteren Kindern, die bereits ein Gefühl für Wochentage und die Zeit haben) oder am Tag selbst, was ihr vorhabt. Nämlich dass Mama (oder Papa) heute Abend nicht da sein wird und daher das andere Elternteil heute Abend da ist, Mama oder Papa dann aber nachts (oder wie ihr es zeitlich auch plant) wiederkommt.

3. Verabschiedet euch richtig

Wie bei anderen Trennungssituationen auch, solltet ihr euch ganz klar verabschieden. Also nicht heimlich rausschleichen und darauf hoffen, dass euer Kind nichts merkt. Sondern ganz klar und deutlich erklären, dass man jetzt geht (und evtl. auch, wohin), dass der andere Elternteil jetzt da ist und wann man wiederkommt („*wenn du schläfst/morgen früh etc.*"). Und seid positiv in dieser Situation. Wünscht euch viel Spaß und einen schönen Abend. Umso entspannter wird auch euer Kind in die Situation gehen können.

4. Kind und Elternteil machen sich zu Hause einen schönen Abend
Zu Hause wird der normale Alltag jetzt weitergelebt. Deshalb verabschiedet euch bestenfalls nicht 5 Minuten, bevor es ins Bett geht, sondern so, dass man zu Hause noch eine schöne Zeit verbringen, zusammen essen und spielen kann, bevor man sich dann langsam fertig für das Bett macht. Und da sollte auch euer Fokus zunächst liegen: einen schönen Abend zu verbringen. Es geht nicht in erster Linie darum, dass direkt beim ersten Versuch das Einschlafen perfekt klappt. Ihr möchtet doch lieber ein Erfolgserlebnis. Also konzentriert euch auf das Drumherum, nicht auf die Schlafsituation. Je entspannter der Abend abläuft, desto entspannter könnt ihr euch der Schlafsituation nähern.

5. Ohne Druck das Schlafen probieren
Wenn euer Kind dann müde wird, kann der zu Hause gebliebene Elternteil nun versuchen, ganz entspannt in die Einschlafsituation zu gehen. Gerne verbunden mit bereits bekannten Ritualen, wenn ihr sowas nutzt. Aber auch, wenn es die nicht gibt, geht es darum, ohne Druck das Thema Schlafen anzugehen. Das bedeutet vor allem: Es muss nicht wie sonst ablaufen. Teilweise ist das auch gar nicht möglich. Daher lasst euch ganz neu auf die Situation ein und schaut, was passiert.

6. Auf euer Kind reagieren
Und nun kommt es darauf an, wie euer Kind reagiert. Nimmt es die neue Situation gerne an: Wow! Das ist toll, aber keinesfalls selbstverständlich. Vielleicht vermisst euer Kind auch den anderen Elternteil und ist traurig oder überfordert mit der neuen Situation. Sollte dies so sein, darfst du als nun verantwortlicher Elternteil in der Situation auf dein Gefühl vertrauen. Ja – in so einer neuen Situation darf ein Kind auch mal weinen und wütend sein und entsprechend liebevoll von seiner Bezugsperson (weshalb es ja so wichtig ist, dass hier eine vertrauensvolle Beziehung besteht) begleitet werden. Aber die Reaktion eures Kindes sollte nicht zu stark ausfallen. Ganz im Gegenteil: Gerade bei den ersten Versuchen, so eine neue Schlafsituation zu etablieren, soll euer Kind ja Vertrauen aufbauen. Das passiert nicht, wenn ihr es stundenlang schreien lasst. Daher geht lieber einmal mehr aus der Situation raus. Und das ist okay – gerade bei den ersten Versuchen

steht das Schlafen erst einmal nicht im Vordergrund. Verlasst das Zimmer, sucht eine andere Form des Einschlafens (tragen, Kinderwagen, rausgehen) oder akzeptiert es, dass es heute später wird bzw. vielleicht auch nicht klappt, bis der andere Elternteil nach Hause kommt.

7. Lasst den Abend positiv enden
Klar, wenn es dann irgendwann mit dem Schlafen klappt (auch wenn das sehr viel später ist also sonst), dann war es ja offensichtlich ein positives Ende. Aber auch, wenn es nicht klappt, solltet ihr versuchen die gelungenen Situationen in den Vordergrund zu stellen. Sich darüber freuen, dass man einen tollen Abend hatte, vielleicht etwas gespielt hat, was sonst selten gemacht wird, eventuell noch einen kleinen Spaziergang hatte oder aber sich gemeinsam freut, dass Mama/Papa jetzt wieder nach Hause kommt. Stellt nicht den Misserfolg in den Vordergrund, weil das Schlafen (noch) nicht geklappt hat. Manchmal braucht es einfach etwas Zeit, Wiederholung und Übung.

8. Einmal ist keinmal
Ganz egal wie der erste Abend verlaufen ist – es wird nicht ausreichen, hier einmal eine komplett neue Situation auszutesten. Damit sich für euer Kind eine Art von Routine und vor allem Sicherheit und Vertrauen aufbauen können, braucht es Wiederholung. Wie diese Wiederholung aussehen kann, ist ganz euch überlassen und sollte sich für euch gut anfühlen. So kann es hilfreich sein, zu Beginn mal einige Tage am Stück das Vorgehen zu wiederholen. Vielleicht ist es für euch aber auch besser umsetzbar, wenn ihr euch feste Tage in der Woche aufteilt. In jedem Fall wird es etwas Zeit erfordern, bis ihr an dem Punkt seid, dass euer Kind sich an die neue Situation gewöhnt hat.

9. Eine neue Routine entstehen lassen
Jetzt habt ihr vielleicht schon häufiger den Versuch unternommen, dass ein Elternteil abends nicht da war, damit sich euer Kind mit dem anderen Elternteil auf die neue Situation einstellen kann. Sobald das klappt, könnt ihr euch jetzt natürlich Schritt für Schritt der Situation nähern, die ihr irgendwann einmal erreichen möchtet: Beide Elternteile sind zu Hause und euer Kind geht gerne mit beiden ins Bett. Geht hier

langsam vor. Beim nächsten Mal geht der gewohnte Elternteil vielleicht nicht mehr für eine längere Zeit außer Haus, sondern dreht nur eine kleine Runde um das Haus oder geht im Keller die Wäsche holen. Auch hier verabschiedet ihr euch vorher, aber macht eben deutlich, dass die Mama/der Papa jetzt nicht den weiteren Abend unterwegs sein wird, sondern gleich wiederkommt, das Kind aber dennoch bereits mit der anderen Person ins Bett geht. Und nach kleinen Zwischenschritten versucht ihr es jetzt mal, euch im Wohnzimmer zu verabschieden und einfach zu Hause zu bleiben. Vielleicht klappt es schon nach diesem Schritt-für-Schritt-Plan. Und wenn nicht, dann denkt an unsere Worte: Kinder dürfen Entscheidungen treffen. Auch bei der Wahl der Einschlaf-Bezugsperson.

Weg vom Perfektionismus! Am liebsten hätte man als Eltern bei so einem Thema doch, dass es bei beiden Bezugspersonen gleich gut klappt, das Kind in den Schlaf zu begleiten. Aber da möchten wir noch einmal auf das zuvor Gesagte zurückkommen. **Geht in kleinen Schritten und eurem Tempo vor.** Nicht jede Ausgangssituation ist gleich und Kinder sind unterschiedlich. Vor allem aber: Kommt weg vom Perfektionismus. Es ist völlig okay, wenn das Kind bei Papa/Mama erst einmal nur in der Trage einschläft. Oder zwei Stunden später als sonst. Oder zu Beginn auch erst einmal noch gar nicht. Es geht doch darum, dass ein Kind Vertrauen aufbauen kann. Vertrauen in eine solche neue Situation. **Gebt euch und eurem Kind Zeit.** Und habt den Vergleich zu einer Eingewöhnung im Hinterkopf: Auch hier dauert der Prozess, bis ein Kind im Kindergarten oder bei der Tagesmutter schläft, meistens einige Wochen und ist geprägt durch Aufs und Abs. Warum sollte es zu Hause anders sein?

Nicht sofort aufgeben!

Ganz häufig hört man von Eltern folgende Aussage: „*Wir haben es mal versucht, dass er/sie bei Papa/Mama einschläft, aber das hat nicht funktioniert. Seitdem haben wir es auch nicht mehr probiert.*“

Wieso? Wie soll denn ein Kind so eine neue Situation annehmen und Vertrauen aufbauen, wenn beim ersten Misserfolg gleich komplett aufgegeben wird? Und nein – damit meinen wir nicht, dass ein Kind wochenlang abends schreiend ins Bett gebracht werden soll, damit es das „lernt“. Aber es ist natürlich schon hilfreich am Ball zu bleiben.

Auch hier hilft der Vergleich zur Eingewöhnung noch einmal ganz gut: Stellt euch vor, ihr seid mit eurem Kind mitten in der Eingewöhnung. Nach ein paar Tagen versucht ihr die erste Trennung. Es klappt nicht und ihr müsst abbrechen, weil euer Kind weint und sich nicht von dem/der Bezugserzieher*in beruhigen lässt. Im Regelfall (wenn ihr mit dem Vorgehen in der Einrichtung einverstanden seid und ihr die Eingewöhnung weiterführen möchtet) würdet ihr nach so einem ersten misslungenen Trennungsversuch nun nicht alles beenden und abbrechen. Oder? Ihr würdet vielleicht noch einmal einen Schritt zurückgehen, am Bindungsaufbau arbeiten und die nächste Trennung ein paar Tage später versuchen. Sollte man sich zu Hause nicht zumindest auch diese Chance geben? Beziehungsweise gerade dort? Denn in der Regel haben beide Elternteile doch bereits eine viel vertrauensvollere Beziehung zu ihrem Kind als es ein/e Erzieher*in während der Eingewöhnung jemals haben wird.

Sowohl für euer Kind als auch für den Elternteil, bei dem es nicht so gut geklappt hat, wäre es doch nicht schön, wenn ihr nach dem ersten Misserfolg aufgebt. Deshalb bleibt dran, wenn es mal nicht auf Anhieb funktioniert. Vielleicht auch mal ein paar Tage hintereinander, damit euer Kind die Chance hat sich auf die neue Situation einzustellen. Veränderungen brauchen Zeit, vor allem, wenn etwas Hilfreiches dafür erst einmal aufgegeben werden muss. Der andere Elternteil und euer Kind brauchen gemeinsame Erfahrungswerte. Wie soll dein Kind die abendliche oder nächtliche Begleitung durch den anderen Elternteil zulassen, wenn es keine gemeinsamen Abende und Nächte mit ihm erlebt?

Geht in eurem Tempo vor. Wenn ihr das Gefühl habt, eine Pause tut euch gut, dann kann auch das ein gutes Vorgehen sein. Hauptsache, ihr gebt nicht gleich auf. Denn das wäre schade.

Man kann es nicht erzwingen!

Jetzt habt ihr einige Impulse bekommen, wie euer Kind Schritt für Schritt an den anderen Elternteil in der Schlafsituation herangeführt werden kann. Habt ihr also jetzt die Garantie, dass das auf jeden Fall klappen wird? Nein, natürlich nicht. Kinder sind individuell und eure Schlaf- und Familienkonstellation auch. Euer Kind trifft immer noch jeden Abend eine Auswahl, bei wem und auf welche Art und Weise es sich am sichersten fühlt und wie es am besten in den Schlaf finden kann. Ihr könnt es also nicht erzwingen, wenn euer Kind (phasenweise) eine Bezugsperson in der Schlafsituation komplett ablehnt.

So schade und traurig das oft ist – aber ihr habt alle nichts davon, wenn ihr hier etwas erreichen wollt, was gerade nur Stress und Druck bei euch auslöst. Es kann also auch einfach eine Option sein, mal eine Pause einzulegen, die Situation so anzunehmen und es zu einem späteren Zeitpunkt noch einmal zu versuchen.

Die nächtliche Begleitung abgeben

Jetzt fragst du dich vielleicht, wie das Ganze denn nachts funktionieren soll? Vielleicht stört es dich gar nicht, dein Kind abends in den Schlaf zu begleiten, aber du hättest gerne nachts eine Entlastung durch deinen Partner? Oder du möchtest mal über Nacht weg und dein Partner soll hier übernehmen? Wie du dir denken kannst, gibt es auch hier keine Zauberlösung, aber du wirst viel von dem bereits Gelesenen auch hier anwenden können. So muss der Elternteil, der die Nächte übernehmen soll, natürlich eine vertrauensvolle Beziehung zu eurem Kind haben. Auch sollten Trennungssituationen und bestenfalls auch Einschlafsituationen bereits klappen. Und dann hilft es oft auch hier – wenn die Basis stimmt – **einfach mal den Sprung ins kalte Wasser zu wagen**. Ebenso am besten, wenn der gewohnte Elternteil mal nicht verfügbar ist.

Die meisten Eltern probieren häufig Folgendes aus und wundern sich dann, dass es nicht funktioniert: Der gewohnte Elternteil (gehen wir wieder von der Mama aus) bringt wie immer das Kind ins Bett. Beim ersten Aufwachen soll dann der Papa übernehmen, damit Mama mal etwas Entlastung hat. Und ja – die Idee ist gut und sollte es bei euch umsetzbar sein, dann genießt es. Aber in vielen Fällen wird dieses Vorgehen scheitern. Und du kannst dir mit deinem jetzigen Vorwissen eigentlich auch erklären, warum es schwierig sein könnte: Das Aufwachen in der Nacht bedeutet für dein Kind phasenweise wieder eine Art von Trennungssituation.

Ein Kind, das es gewohnt ist von z. B. der Mama ins Bett gebracht zu werden und sich hierbei ganz sicher und geborgen fühlte, wird zwischen zwei Schlafzyklen wach und nun steht plötzlich der Papa am Bett. Das ist für das Kind ungewohnt und daher auch eine große Herausforderung – denn schließlich war abends doch noch, wie gewohnt, die Mama da. Dadurch, dass dein Kind dich als sicheren Leuchtturm erfahren hat und die emotionale Begleitung durch dich kennt und weiß, dass es sich bei dir beruhigen und entspannen kann, ist das Verhalten (die emotionale Begleitung) des anderen Elternteils erst einmal fremd und ungewohnt. Aus diesem Grund **setzt am besten bei der Einschlafsituation an**. Dann funktioniert es früher oder später auch nachts.

Sonderfall: Kann ein gestilltes Kind nachts bei Papa schlafen?

Häufig kommt zu der allgemeinen Schwierigkeit, den anderen Elternteil in die Schlafsituation einzuführen, noch erschwerend hinzu, dass ein Kind sonst immer abends zum Einschlafen und/oder nachts von der Mama gestillt wird. Diese Konstellation wirft bei vielen Müttern dann die Frage auf *„Muss ich etwa abstillen, wenn der Papa auch mal die Einschlafbegleitung übernehmen oder auch mal nachts zuständig sein soll?“*

Hier gibt es eine klare Antwort: Nein – in dem Fall musst du nicht abstillen. Natürlich gilt es hier zu unterscheiden. Gerade bei jungen Säuglingen, bei denen das nächtliche Stillen noch ganz viel Nahrungsaufnahme bedeutet, muss dafür gesorgt werden, dass dieses körperliche Grundbedürfnis anders erfüllt werden kann. Ihr solltet also bereits mit etwas Vorlauf das Fläschchen oder eine andere praktikable Trinkmöglichkeit einführen, sodass Papa und Kind nachts gut miteinander zurechtkommen.

Gerade bei etwas älteren Kindern ist das Nahrungsbedürfnis aber häufig nur ein Nebenschauplatz. Hier kann bei Hunger in der Nacht auch gut mal eine Banane oder ein Butterbrot eine Übergangslösung sein. Und sonst gilt auch hier das bereits Geschriebene: Wenn die Basis stimmt – der Papa also eine vertraute Bezugsperson ist und man dem Grunde nach davon ausgeht, dass die beiden solche Situationen schon irgendwie meistern – dann geht auch hier entspannt an so eine Nacht heran. Kinder können sehr gut unterscheiden und es ist ihnen bewusst, dass sie bei Papa nicht gestillt werden können. Papa und Kind werden andere Wege des Ein- und Weiterschlafens finden. Vielleicht ist die erste Nacht noch etwas unruhig und holprig. Vielleicht geht der Papa nachts um drei eine Runde spazieren oder liest Bücher vor – aber wenn ihr auch hier ohne Perfektionismus an die Sache herangeht und immer im Blick behaltet, die Bedürfnisse eures Kindes zu erkennen und zu erfüllen, dann wird auch das früher oder später funktionieren. Habt da Vertrauen in euch als Familie.

Werdet als Eltern ein Team

Aus unseren Beratungen wissen wir, dass viele Elternteile eine lange Zeit die Einschlafbegleitung allein machen und dann irgendwann so ausgebrannt sind, dass sie möglichst schnelle Unterstützung und Veränderungen wollen. **Schnelle Veränderungen helfen meist nur kurz- bis mittelfristig.**

Um euch abendliche Konflikte zu sparen, raten wir euch, als Eltern miteinander zu reden und ins Gespräch zu kommen. Teilt euch eure Bedürfnisse und Wünsche mit und sagt euren Partner*innen, wenn es euch zu viel ist. Einige Kapitel weiter vorn im Buch haben wir dir schon vermittelt, dass es ein „Dorf" braucht, um ein Kind großzuziehen. Damit ist gemeint, dass du Unterstützung beim Begleiten deines Kindes benötigst und sicherlich nicht alles allein machen musst! Uns ist auch bewusst, dass in einigen Familien die Kommunikation zwischen den Eltern schon recht festgefahren ist und viele Partner nicht gut über Gefühle und Bedürfnisse sprechen können, weil sie es nie gelernt haben. Wir wollen dir ein paar Denkanstöße und Impulse für eure Situation mitgeben.

PRAKTISCHER QUICKIE: TIPPS, UM ÜBER BEDÜRFNISSE UND GEFÜHLE ZU REDEN

- Notiere dir deine Bedürfnisse, Wünsche und Gefühle und versuche den Kern deines Problems herauszufinden. Zum Beispiel: *„Ich brauche am Abend auch mal Zeit für mich."* Sprich deine Gefühle und Umstände an, die dich unzufrieden machen.
- Vermittle deinem Gegenüber Kritik/Anliegen/Probleme/Unstimmigkeiten usw. auf sachliche Art und Weise. Beispiel: *„Ich habe jetzt über 45 Minuten Hannes beim Einschlafen begleitet und ärgere mich jetzt, weil ich heute keine Auszeit hatte und einfach mal Ruhe brauche. Ich fühle mich mit der Situation überfordert und alleingelassen. Ich wünsche mir, dass du mir hilfst."*

→ Diese Aussage beinhaltet das Anliegen, das dich traurig oder wütend macht (keine Auszeiten am Tag gehabt und lange Einschlafsituation begleitet), wie diese Umstände dich beeinflussen und was sie mit dir machen (du bist überfordert oder fühlst dich allein mit viel Verantwortung). Zudem vermittelst du deinem/r Partner*in deine Gefühlslage (es macht dich traurig oder du wirst wütend). Du versuchst deinem Gegenüber nicht die Schuld an deinem Anliegen zu geben und greifst deine/n Partner*in nicht an („*Immer muss ich alles allein machen und du machst gar nichts!*"), sondern teilst deine Gefühlswelt mit. Damit gibst du deinem Gegenüber die Chance deine Gefühle zu verstehen.

- Du kannst in einer solchen Situation natürlich auch bereits mögliche Alternativen nennen bzw. erst einmal erfragen, welche Strategien dein/e Partner*in hat „*Hast du eine Idee, wie wir das lösen können?*" oder „*Kannst du Hannes fürs Bett fertig machen und dich schon mal mit ihm ins Bett legen, etwas lesen und kuscheln? Dann habe ich Zeit für mich, bevor ich Hannes in den Schlaf begleite.*"
- Wenn du gerade sehr wütend bist, dann ist Kritik häufig sehr unsachlich ausgesprochen und das verhärtet die Situation nur. Daher kümmere dich erst um deine eigenen Gefühle und versuche dann erst ein sachliches Gespräch zu führen.
- Notizen helfen dir sehr gut, dabei Klarheit zu gewinnen und deine Gedanken formulieren zu können.
- Wenn eure Kommunikation zu festgefahren scheint, dann könnte eine professionelle Begleitung euch helfen, wieder empathisch miteinander zu sprechen.

Schlafen in der außerfamiliären Betreuung

Vielleicht hast du dir auch schon einmal die Frage gestellt, wie dein Kind denn jemals bei der Tagesmutter/-vater oder in der Krippe schlafen soll? Möglicherweise wird es zu Hause von euch in den Schlaf getragen, es wird zum Einschlafen gestillt oder mit dem Kinderwagen zum Schlafen gebracht? Musst du zu Hause jetzt also eure gesamte Schlafsituation auf den Kopf stellen, damit dein Kind in der außerfamiliären Betreuung in den Schlaf finden kann?

So viel vorweg: Nein, bitte lass zu Hause alles so, wie es ist. Eine Eingewöhnung ist schon Veränderung genug für dein Kind – es braucht jetzt nicht noch eine herausfordernde Schlafsituation zu Hause. Aber schauen wir uns das einmal in Ruhe an.

Ganz zu Beginn: Bitte lass dich nicht verunsichern. Es gibt leider immer noch Krippen oder Tagesmütter(-väter), die Eltern schon im Aufnahmegespräch oder aber bereits auf der Website darauf hinweisen, dass ein Kind zur Eingewöhnung abgestillt sein und es allein im eigenen Bett einschlafen können müsse. Das ist natürlich Quatsch. Solche weitreichenden Entscheidungen – ob eine Mama abstillt und wie ein Kind einschläft – liegen weit außerhalb des Kompetenzbereichs einer Betreuungseinrichtung. Es ist allein deine/eure Entscheidung.

*„Aber der/die Erzieher*in sagt, er/sie könne keine Beziehung zu meinem Kind aufbauen, solang es noch gestillt wird.“* Nach allem, was du jetzt schon erfahren hast in diesem Buch: Meinst du wirklich, diese Aussage macht Sinn? Sicher nicht. Denn was würde das im Umkehrschluss bedeuten? Dass dein Kind, solange es gestillt wird, überhaupt keine Beziehung zu einer anderen Bezugsperson aufbauen könnte – also auch nicht zu Papa, Oma, Opa oder wen es sonst noch so gibt in eurer Familie.

Viele Kinder werden mehrere Jahre gestillt (das natürliche Abstillalter liegt übrigens bei etwa 2,5 bis 7 Jahren) – stell dir doch mal vor, in dieser langen Phase ihres Lebens könnten diese Kinder keine anderen Beziehungen knüpfen, außer zur Mutter. Das wäre absurd und würde entwicklungstechnisch keinen Sinn machen. Und ebenso absurd ist diese vielfach zu hörende Aussage von pädagogischem

Fachpersonal. Denn **natürlich können gestillte Kinder weitere Bindungspersonen in ihr Leben lassen**. Das dauert (wie bei jedem nicht gestillten Kind) eben seine Zeit. Und dabei liegt es in der Verantwortung der Erzieher*in, einen solchen Bindungsaufbau möglich zu machen und hier offen und vorurteilsfrei in eine Eingewöhnung zu gehen. Wir kennen viele Kinder – neben unseren eigenen – die noch lange Zeit weiter gestillt wurden nach der Eingewöhnung. Denn das eine hat mit dem anderen rein gar nichts zu tun.

Ganz im Gegenteil: Ein bis zur Eingewöhnung gestilltes Kind wird häufig sogar davon profitieren können, in der Eingewöhnung weiter gestillt werden zu können. Denn Stillen kann in einer so emotionalen Veränderungssituation viel Sicherheit und Geborgenheit schenken.

*„Aber der/die Erzieher*in sagt, mein Kind müsse vor der Eingewöhnung lernen alleine einzuschlafen."* Wenn du diese Aussage hörst, dann atme jetzt einmal tief ein und aus und hab Vertrauen. Du musst deinem Kind vor der Eingewöhnung nicht beibringen, alleine einzuschlafen. Wie du bereits erfahren hast, brauchen viele Kinder die ersten Jahre eine Form von Begleitung. Und das aus gutem Grund. Natürlich ist es klar, dass ein Kind in der Betreuung nicht in den Schlaf gestillt werden kann und es ist auch selbstverständlich, dass es dort keine Kapazitäten gibt, alle Kinder dauerhaft in den Schlaf zu tragen oder mit dem Kinderwagen zu fahren.

Aber glaubt uns: In 99 Prozent der Fälle erledigt sich dieses Problem ganz von allein. Denn **Kinder sind kompetent**. Sie können solche Situationen unterscheiden. Ihnen ist schnell klar, dass es dort andere Bedingungen gibt als zu Hause. Außerdem gibt es dort eine Art Gruppendynamik. Kinder schauen sich an, was denn die anderen Kinder dort machen und Kinder schenken sich in den meist gemeinschaftlichen Schlafräumen Sicherheit, denn sie sind nicht allein. Und so schlafen die meisten Kinder in der Betreuung. Sollte dein Kind hier wider Erwarten Schwierigkeiten haben, dann liegt es oft gar nicht an der Einschlafsituation zu Hause.

Häufig braucht ein Kind dann einfach noch mehr Zeit, um Vertrauen zu den Erzieher*innen und den Abläufen aufzubauen und Sicherheit zu gewinnen. Denn eins musst du dir auch hier wieder klarmachen: Das Einschlafen ist auch in der Krippe oder bei der/dem Tagesmutter(-vater) eine Trennungssituation. Dein Kind braucht also viel Sicherheit in dieser Situation und daher eine Vertrauensperson, die diese Sicherheit vermitteln kann.

Deshalb gebt euch hier etwas Zeit, wenn es nicht sofort funktioniert. Dein Kind hat in der Eingewöhnung schon viel geleistet – versteift euch nicht zu sehr auf die Schlafsituation. Und von einer guten pädagogischen Qualität einer Krippe oder Tagesmutter sollte man durchaus erwarten können, dass das Fachpersonal in der ersten Zeit nach der Eingewöhnung alles geben wird, um deinem Kind so viel Sicherheit zu geben wie nur möglich – auch wenn dafür Körperkontakt und eine enge Einschlafbegleitung erforderlich sind.

IRGENDWANN KLAPPT'S MIT DEM DURCHSCHLAFEN

Kennst du diese typische Frage auch? „Na – schläft es denn schon durch?“ Es suggeriert uns Eltern, dass es so sein müsste. Dass etwas nicht normal abläuft, wenn unser Kind noch nicht durchschläft. Und nicht selten hat man das Gefühl, dass dies das oberste Ziel der Elternschaft ist: Das Kind muss schnellstmöglich allein ein- und durchschlafen. Aber schauen wir uns dieses Thema doch lieber einmal etwas genauer an, damit dich diese oft gestellte Frage zukünftig hoffentlich nicht mehr verunsichert.

Gehörst du auch zu den Elternteilen, die sich manchmal die Frage stellen: Warum ich? Warum mein Kind? Warum schlafen alle anderen Kinder durch und wir schlagen uns die Nächte um die Ohren?

Eines können wir schon einmal vorwegnehmen: Du bist nicht allein! Ganz im Gegenteil. **Es ist Normalität, dass Babys und Kleinkinder nicht durchschlafen.** Nur erzählt man sich davon weniger gerne in den Krabbelgruppen und auf dem Spielplatz. Es gehört wohl zur Natur des Menschen, dass man sich eher die positiven Neuigkeiten und Erfolgserlebnisse erzählt, als sich über die oft unterbrochenen und anstrengenden Nächte auszutauschen. Aus unserer Erfahrung aus vielen tausend Schlafberatungen können wir dir aber sagen: Es ist normal. Wirklich. Natürlich gibt es diese Kinder, die schon nach der Geburt 12 Stunden am Stück in ihrem Bettchen schlafen. Aber das sind wenige Ausnahmen. Üblich ist – und das zeigt auch die Forschung – dass die meisten Säuglinge im ersten Lebensjahr noch mehrmals in der Nacht erwachen und auch Kleinkinder nachts noch regelmäßig die Begleitung ihrer Eltern benötigen.

Mach dich stark:
Es ist nicht deine Schuld, dass dein Kind nicht durchschläft!
Nicht selten wird beim Thema Durchschlafen die Schuld bei den Eltern gesucht oder zumindest die Verantwortung auf sie übertragen. Da kommen dann Aussagen wie: „*Na, wenn du dein Baby immer bei dir schlafen lässt/du dein Baby immer noch nachts stillst, dann musst du dich ja nicht wundern, dass es so schlecht schläft.*" Oder „*Du musst ihm abends eben mal etwas Richtiges zu essen geben – kein Wunder, dass es nachts noch nicht durchschläft.*" Und auch „*Kinder müssen das lernen. Ihr als Eltern müsst dafür sorgen, dass euer Kind nachts durchschläft.*" „*Es gibt ja genügend Möglichkeiten ein Kind nachts zum Durchschlafen zu bringen. Wir haben ein Schlaftraining gemacht. Wenn ihr das nicht macht, scheint der Druck ja nicht sehr hoch zu sein.*"

Na – kennst du vielleicht einige dieser Aussagen? Und selbst wenn man sich mit dem Thema Baby- und Kleinkindschlaf schon beschäftigt hat und tief im Inneren eigentlich weiß, dass es ganz normal ist, dass ein Baby oder Kleinkind nachts noch wach wird: Ein wenig Verunsicherung spürt man trotzdem bei solchen Aussagen. Da fragt man sich dann nachts, wenn das eigene Kind zum fünften Mal wach wird, schon manchmal „*Mach ich etwas falsch?*" **Aber wir können dich beruhigen:** Es ist nicht deine Schuld, dass dein Kind nicht durchschläft. Das darfst du auch so deutlich machen, wenn du auf das Thema angesprochen wirst. Denn überleg dir mal, was es für einen Unterschied für viele Familien machen würde, zu wissen, bei dem Thema nicht allein zu sein. Deshalb steh zu eurer Schlafsituation und verstecke dich nicht dafür. Du bist ganz sicher nicht die Einzige in eurer Krabbelgruppe oder auf dem Spielplatz mit dem gleichen „Problem".

Halten wir also fest: Babys und Kleinkinder schlafen für gewöhnlich nicht durch. Ein von abends bis morgens ruhig in seinem Bettchen schlafendes Kind ist der Traum vieler Eltern – mit der Realität hat das in den meisten Familien aber relativ wenig zu tun. Warum eigentlich?

WISSEN SCHAFFT VERSTÄNDNIS: FAKTEN ZUM DURCHSCHLAFEN

Wenn man sich unter „Durchschlafen" vorstellt, dass man von abends bis morgens ohne Unterbrechung im Land der Träume ist, dann schlafen wir alle nicht durch. Denn der menschliche Schlaf ist immer von kleinen Wachphasen durchsetzt und daher geprägt durch Aufs und Abs während der Nacht. Dies bereits deshalb, weil sich innerhalb eines Schlafzyklus unterschiedliche Schlafphasen abwechseln, der Schlaf also nicht immer gleich tief sein kann (siehe im Kapitel → „Schlaf ist mächtig komplex"). Nach einem solchen Schlafzyklus findet eine kurze Wachphase statt, in der wir Erwachsenen oft nur einen kurzen Positionswechsel haben, direkt in den nächsten Schlafzyklus wechseln oder eben auch mal wach werden und schwer wieder einschlafen können (ganz ehrlich: Wer erinnert sich nicht auch mal an die ein oder andere Nacht, in der man ganz ohne Kinder weniger gut geschlafen hat?).

Aber die Regel bei uns Erwachsenen ist, dass wir uns an viele dieser Aufwachphasen am nächsten Morgen nicht mehr erinnern können, weil wir sie gar nicht bewusst wahrgenommen haben. Und unser großer Vorteil gegenüber unseren Kindern ist dabei: Wir können uns selbst helfen und brauchen dafür keine Unterstützung. Wenn wir nachts wach werden, weil wir Durst haben, holen wir uns eben etwas zu trinken. Wenn wir unbequem liegen, dann ändern wir unsere Position. Wenn wir mal nicht müde sind, dann stehen wir auf und machen etwas anderes als zu schlafen. Und vor allem fühlen wir uns nachts hoffentlich sicher genug, um selbstständig wieder in den Schlaf zu finden, ohne dass wir dafür die Hilfe unseres Partners/unserer Partnerin brauchen.

Babys und kleine Kinder haben da eine andere – schwierigere – Ausgangslage in der Nacht. Denn **je kleiner das Kind ist, desto kürzer sind seine Schlafzyklen** und **desto schwerer fällt es ihm, diese Schlafzyklen selbstständig zu verbinden**. Genau das ist die Schlafentwicklung, von der wir hier im Buch immer wieder schreiben. Ein Kind, das durchschläft, schafft es mehrere Schlafzyklen so aneinanderzuhängen, dass es dazwischen nicht die Hilfe seiner Eltern braucht. Dabei spricht man in der Schlafberatung schon bei Schlafphasen von 4 bis 6 Stunden am Stück von Durchschlafen.

Sechs Stunden Schlaf am Stück im 1. Lebensjahr sind in der Regel das Maximum und für viele Babys sogar noch weit weg von der Realität. Es ist also völlig natürlich, dass ein Kind zwischen seinen Schlafzyklen erwacht und in irgendeiner Form Hilfe benötigt, um weiterschlafen zu können. Denn während wir uns selbst helfen können, ist das für die Kleinsten logischerweise noch nicht möglich.

Machen wir uns also klar: **Es ist keine Schlafstörung, wenn dein Kind nachts häufiger noch wach wird, sondern** eine ganz natürliche Entwicklung. Und diese Entwicklung ist ein **biologischer und emotionaler Reifeprozess**, der im Idealfall allein abläuft, mit deiner liebevollen Unterstützung. Dein Kind „lernt" das Durchschlafen also ganz von allein – du kannst während dieser mehrjährigen Entwicklungsphase für dein Kind da sein, du musst ihm das Durchschlafen aber nicht erlernen – es wird ganz von allein passieren.

Die meisten Kinder schlafen dann zwischen dem 2. und 4. Geburtstag irgendwann durch. Das heißt aber natürlich trotzdem, dass auch in diesem Alter ein Kind nachts mal auf die Toilette muss, etwas trinken möchte oder sich kurz mal an die Mama oder den Papa kuscheln möchte. So wie das bei uns Erwachsenen ja auch absolut üblich ist, nachts aus verschiedenen Gründen mal aufzuwachen.

Gute Gründe nachts wach zu werden

Jetzt hast du bereits erfahren, dass es völlig natürlich ist, dass dein Kind es noch nicht immer schafft, seine Schlafzyklen selbstständig zu verknüpfen. Vielleicht klappt es phasenweise schon besser – vor allem, wenn gerade nicht so viele motorische, emotionale und kognitive Entwicklungen anstehen, der Alltag entspannt abläuft und keine Zähne im Anmarsch sind.

Es wird aber auch immer wieder Zeiten geben, in denen die Nächte noch stärker geprägt sind durch nächtliches Aufwachen. Welche Gründe kann es geben, dass dein Kind nachts – neben dem üblichen Schlafzyklenwechsel – zusätzlich aufwacht?

Hunger und Durst

Ja – Kinder brauchen nachts regelmäßig Nahrung. Und wenn man hier die Experten fragt, dann brauchen sie dies unterschiedlich lang. Während es Stimmen gibt, die Babys schon mit mehreren Wochen die Fähigkeit zusprechen, nachts acht Stunden und mehr ohne Nahrung auszukommen, sprechen einige von 4 oder 6 oder 8 Monaten. Die Argumente könnten unterschiedlicher nicht sein. Gerade das Alter von 4 bis 8 Monaten wird häufig damit begründet, dass ein Kind in dieser Zeit ja bereits Beikost bekäme und daher durch die feste Nahrung am Tag nun weniger hungrig in der Nacht sein müsste. Wenn man sich aber Beikost im Vergleich zur Muttermilch anschaut, dann ist diese nicht sättigender, sondern – ganz im Gegenteil – sie enthält weniger Kalorien als Muttermilch oder Pre-Nahrung.

Was tatsächlich wahr ist: Ein Kind mit einigen Monaten wird eine mehrstündige Nahrungspause in der Nacht „überleben“. Kinder können mit einigen Monaten nachts ihren Blutzuckerspiegel so weit halten, dass sie nachts nicht unterzuckern, wenn sie viele Stunden ohne Nahrung auskommen müssen. Aber das bedeutet nicht, dass es sinnvoll ist, seinem Kind schon früh nachts die Nahrung vorzuenthalten. Ganz im Gegenteil – in den ersten Jahren findet ein enormer Wachstumsprozess statt – so brauchen Kinder in den ersten Jahren aufgrund ihrer körperlichen Entwicklung und des Gehirnwachstums große Mengen an Kalorien – die viele von ihnen zumindest teilweise auch nachts aufnehmen.

Und auch hier unterscheiden sich Kinder enorm: Während einige bereits früh lange Zeit ohne Nahrung auskommen, verwerten andere Kinder die Nahrung schneller. Während einige Kinder mit wenigen Monaten schon große Mengen Beikost am Tag essen, nehmen andere in diesem Alter erst homöopathische Mengen auf.

Es gibt aus unserer Sicht also nicht einen festen Zeitpunkt, zu dem Kinder nachts keine Nahrung mehr benötigen. Zumindest im 1. Lebensjahr tun das unserer Erfahrung nach fast alle Kinder noch – und auch im 2. und 3. Lebensjahr kann es vielen Kindern noch helfen, entspannt durch die Nacht zu kommen – ohne Hunger und Durst erleiden zu müssen. Schau also auch hier wieder auf dein Kind. Du wirst selbst am besten wissen, ob dein Kind nachts noch Hunger hat oder nicht. Ach ja – und nur, um es kurz zu erwähnen –, es sollte ja klar sein, dass wir Menschen unabhängig vom Alter immer auch nachts Durst haben können. Wir alle trinken nachts doch mal mehr oder weniger – warum sollten unsere Kinder das nicht tun dürfen?

Temperatur

Wir alle kennen doch diese heißen stickigen Sommernächte, in denen es sich nachts kaum abkühlt? Meistens dreht man sich dann von rechts nach links, muss immer mal wieder etwas trinken und schläft einfach sehr unruhig. So geht es unseren Kindern auch.

Nächte können phasenweise also unruhiger sein zu bestimmten Jahreszeiten oder aber auch im Urlaub – wo man oft andere Bedingungen vorfindet. Und nicht immer kann man daran etwas ändern.

Schmerzen

Auch dieses Phänomen kennen wir von uns: In Krankheitsphasen oder mit Kopfschmerzen lässt es sich in der Regel sehr viel schlechter schlafen. Warum sollte das bei unseren Kindern anders sein? Wenn dein Kind also gerade etwas kränkelt, Fieber hat oder auch ein Zahn kommt, dann ist es völlig normal, dass die Nächte phasenweise etwas unruhiger sind.

Viel tun kann man nicht – zumindest nicht, was den Schlaf betrifft. Wenn es medizinisch sinnvoll ist, dann kann man hier natürlich an eine Schmerzlinderung denken. Das besprich aber bitte mit deiner/deinem Kinderärzt*in.

Ausscheidungsbedürfnis

Das Wort „Ausscheidungsbedürfnis" klingt komplizierter als es ist. Man könnte auch sagen *„dein Kind muss mal*". Und auch das kennen wir von uns selbst. Wer hat noch nicht nachts mit voller Blase wachgelegen und sich gefragt, ob man jetzt tatsächlich aufstehen sollte, um zur Toilette zu gehen. Meistens tut man das dann irgendwann (wenn auch genervt) und kann danach erleichtert weiterschlafen.

Nun fragt man sich bei unseren Kindern, gerade wenn sie nachts noch Windeln tragen, warum sie denn dann nicht einfach Pipi machen, wenn sie nachts mal müssen. Dafür gibt es doch die Windeln. Auch in der Windel kann sich der Ausscheidungsprozess unangenehm anfühlen und den Schlafprozess stören – beispielsweise, wenn sich ein Kind gerade in der störanfälligen Traumschlafphase befindet.

Und nicht selten fällt es Kindern nachts etwas schwerer loszulassen und der Drang, ausscheiden zu müssen, führt bei vielen erst einmal zu großer Unruhe. Hier kann es helfen, sein Kind einmal abzuhalten. Wir sind keine Windelfrei-Experten und wollen deshalb hier auch das Thema nicht näher aufgreifen. Aber solltest du das Gefühl haben, dass sich dein Kind zeitweise in der Nacht sehr unruhig hin und her dreht, vielleicht immer wieder kurz aufwacht oder nach der Brust sucht – dann probiere es vielleicht mal. Zum Thema Abhalten (nicht zu verwechseln mit einem Sauberkeitstraining) findest du mittlerweile viele Hinweise und Tipps im Internet oder bei sogenannten Windelfrei-Coaches.

Angst und insbesondere Trennungsangst

Wie du bereits erfahren hast, ist Grundlage eines entspannten Schlafs deines Kindes vor allem ein Gefühl von Sicherheit. Es ist also in uns angelegt, sich nachts immer wieder zu vergewissern, ob man sich noch sicher und geborgen fühlen kann. Das tut auch dein Kind, wenn es nachts kurz erwacht und den Schutz von einer engen Bezugsperson braucht, um wieder in den Schlaf zu finden. Wie du erfahren hast, gibt es Entwicklungsphasen in den ersten Jahren deines Kindes, in denen die Trennung, die der Schlaf darstellt, stärker wahrgenommen wird, so insbesondere in der Fremdelphase oder auch in Lebensabschnitten, in denen tagsüber bereits erste Trennungen stattfinden, wie eine Kita-Eingewöhnung oder der Berufsstart eines Elternteils.

In solchen Phasen merkt man als Eltern häufig ganz besonders, dass das eigene Kind nachts viel Nähe und Sicherheit braucht und auch einfordert – nicht selten in Form von häufigerem Aufwachen und dem Erfordernis engerer Begleitung. Hier hilft es oft, die Ursache zu kennen und diese Phasen so besser annehmen zu können. Ändern kann man häufig nicht sehr viel – außer tagsüber bereits auf viel Nähe zu achten – (dazu hast du ja bereits einige Impulse bekommen).

Du kannst übrigens davon ausgehen, dass solche schwierigen Phasen in der Schlafentwicklung deines Kindes sich noch stärker auswirken, je mehr du deinem Kind hier die Nähe entziehst, indem du auf Teufel komm raus versuchst, es zum alleine ein- und weiterschlafen zu bringen. Denn das Nähebedürfnis ist gerade sehr präsent – je eher du ihm nachkommst, desto sicherer kann sich dein Kind in der Schlafsituation fühlen.

Und natürlich können auch andere Ängste zeitweise zu unruhigeren Nächten führen. Gerade im Kleinkindalter können Albträume regelmäßig dazugehören. Du siehst also – es gibt keinen Tag X, an dem sich alle Schwierigkeiten rund um den kindlichen Schlaf in Luft auflösen. Aber du wirst sehen, dass es sich Schritt für Schritt in die richtige Richtung entwickeln wird – weil dein Kind erfahren konnte, dass Schlaf etwas Schönes ist und es sich sicher und geborgen fühlen kann.

Verarbeiten von Entwicklungsschritten und Tageseindrücken

Die Schlafentwicklung läuft ja, wie du bereits weißt, nicht linear, sondern wellenförmig ab. Das liegt vor allem daran, dass sich Entwicklungsschritte im Leben deines Kindes sehr stark auf den Schlaf auswirken. Das können sowohl motorische als auch kognitive Entwicklungen sein. All diese Entwicklungsschritte werden im Schlaf verarbeitet. Wenn dein Kind also gerade krabbeln, laufen oder sprechen lernt, sind die Nächte in dieser Phase vermutlich etwas unruhiger als sonst. Deshalb verwundert es auch nicht, dass gerade rund um den 1. Geburtstag viele Kinder wieder unruhiger schlafen bzw. mehr Begleitung brauchen in der Nacht.

Vielleicht hilft es dir, das Ganze einmal aus einem anderen Blickwinkel zu sehen: Wenn die Nächte aufgrund solcher Entwicklungsschritte besonders schwierig sind, dann macht dein Kind in anderen Bereichen gerade große Fortschritte. Und wir wollen doch alle, dass sich unsere Kinder weiterentwickeln?

Neben den Entwicklungsschritten können sich auch aktuelle Tageseindrücke negativ auf die Schlafsituation auswirken.

Na klar, das ist doch selbst bei uns Erwachsenen oft so: Tagsüber etwas Aufregendes erlebt und abends nicht zur Ruhe kommen – wir würden behaupten, das kennen wir alle. Wenn dein Kind also tagsüber in der Krabbelgruppe war, mit vielen Kindern zusammenkam, ihr einen Ausflug in die Stadt gemacht habt oder auf einer Hochzeit wart: Das alles können Aktivitäten sein, die es deinem Kind schwerer machen, abends und nachts gut zur Ruhe zu finden. Einigen Kindern macht so etwas überhaupt nichts aus – da kann den ganzen Tag viel los sein und die Nächte sind nicht besser oder schlechter als sonst. Aber viele Kinder sind hier einfach eine Spur sensibler und tun sich schwerer mit der Verarbeitung solcher Eindrücke.

Wenn du weißt, dass dein Kind hier Schwierigkeiten hat, kannst du euren Tagesablauf ggf. entsprechend anpassen. Es ist klar, dass man sich nicht monatelang zu Hause im dunklen Zimmer einsperren kann. Aber es kann schon Sinn machen, den Alltag ein wenig an der Persönlichkeit des Kindes zu orientieren. Ihr habt schließlich alle nichts davon, wenn ihr tagsüber auf allen Hochzeiten tanzt, dann aber abends und nachts alles ausbaden dürft.

Mach dich stark: Du kennst dein Kind am besten.
Gestalte euren Alltag so, wie er zu euch passt!
Häufig berichten uns Eltern in der Beratung, dass der nähere Familien- und Bekanntenkreis kein Verständnis dafür hat, dass man die Tage etwas ruhiger gestaltet, damit das Kind mit dem Alltag nicht überfordert ist. Oft wird nicht verstanden, dass es Kinder gibt, die sich schwertun in der Krabbelgruppe eine längere Zeit mit vielen neuen Geräuschen und anderen Kindern auf engstem Raum Zeit zu verbringen. Oder Kinder, für die eine Autofahrt in den ersten Monaten eine Tortur ist. Oder auch Kinder, die eben nicht auf jeder Hochzeit einfach entspannt in der Trage schlafen, bis man sie dann neben der Tanzfläche im Kinderwagen ablegen kann. Ja – **Kinder sind eben verschieden.** Und wenn dein Kind zu den Kindern gehört, für die das alles gar kein Problem ist und die gerne unterwegs sind, gut mit neuen Personen und Eindrücken zurechtkommen und sich schnell auf neue Situationen einstellen, dann gestaltet euren Alltag gerne aufregend und aktiv.

Es gibt aber eben auch die etwas sensibleren Kinder, die sich mit all diesen Veränderungen schwertun. Wenn dein Kind zu diesen Kindern gehört, dann darfst du das so annehmen. Das bedeutet nicht, dass ihr die nächsten Jahre keine Hochzeit mehr besuchen dürft oder niemals in eine Krabbelgruppe gehen sollt. Aber es ist eine Abwägung, die du für dich und deine Familie treffen musst. Ist es mir diese Aktivität wert, dass mein Kind abends schwer zur Ruhe kommen wird und die Nacht vielleicht besonders unruhig wird? Und diese Abwägung haben keine anderen Personen für euch zu treffen. Daher sage klar, wie ihr euren Alltag gestalten möchtet. **Es ist allein deine Entscheidung, denn du kennst dein Kind am besten.**

Schlafbrücken

Es gibt Kinder, die in der Nacht die gleiche Einschlafsituation vorfinden möchten, wie beim Einschlafen am Abend. Das ist auch erst einmal nicht ungewöhnlich, nach dem was du jetzt bereits alles erfahren hast: Kinder suchen sich eine Einschlafsituation, in der sie sich besonders sicher und geborgen fühlen. Wenn sie dann in der Nacht aufwachen, brauchen sie natürlich ebenso viel Sicherheit und Geborgenheit. Dieses Bedürfnis endet nicht nach der Einschlafbegleitung. Also möchten einige Kinder nachts genauso in den Schlaf begleitet werden, wie am Abend auch.

Dieses Phänomen nennen Schlafmediziner auch „Schlafassoziation“. Und ja – unsere Schlafberatungen zeigen, dass einige Kinder davon betroffen sind.

Was aber wichtig ist in diesem Zusammenhang: **Lasst euch davon nicht verunsichern.** Das ist das Natürlichste der Welt und auch kein Problem, sofern ihr gut damit zurechtkommt. Der Begriff „Schlafassoziation“ klingt für viele so negativ und beängstigend. Vielleicht stellst du dir auch gerade die Frage *„Herrje, werde ich mein Kind jetzt noch in der Grundschulzeit nachts herumtragen müssen?“* oder *„Muss ich mein Kind jetzt nachts ewig weiter stillen, damit es überhaupt wieder einschlafen kann?“*

Und da können wir dir die Angst nehmen: **Jedes Kind wird es früher oder später schaffen, auch ohne deine Hilfe die Schlafzyklen zu verknüpfen.** Es wird dich und die bestimmte Einschlafhilfe nicht ewig brauchen. Und es kann auch schon ein anderes Bild sein für dich, wenn du dir hier statt einer Assoziation (= Verknüpfung) eher eine Schlafbrücke vorstellst: Dein Kind braucht vielleicht zeitweise eine bestimmte Einschlafhilfe als Brücke, um von einem in den anderen Schlafzyklus zu gelangen. Das klingt doch gleich viel schöner und positiver, oder?

Trotzdem kann dich eine solche Situation natürlich an deine Grenzen bringen, deshalb möchten wir das Problem der Schlafbrücke auch nicht herunterspielen.

Wir möchten dir vielmehr die Angst davor nehmen: denn es gibt Möglichkeiten, damit umzugehen. Abwarten, bis es sich von allein erledigt (und dieser Zeitpunkt wird ganz sicher kommen) ist eine Möglichkeit. Die andere Option ist das Verändern einer bestimmten Einschlafsituation bzw. Schlafgewohnheit. Dazu findest du im Kapitel → „Veränderung der Schlafsituation" einige Impulse.

Vorteile des nächtlichen Erwachens

Vielleicht fragst du dich jetzt: Warum bitte hat die Natur es so eingerichtet? Wäre es nicht viel schöner, wenn kleine Babys schon mehrere Stunden am Stück schlafen würden? Und ja – für uns Eltern wäre das sicherlich eine einfachere Situation.

Allerdings musst du dir bewusst machen: **Das Durchschlafen dient nur den Eltern – nicht aber deinem Kind.** So häufig hört man den Satz in Beratungen *„Ich würde mir für mein Kind wünschen, dass es nachts nicht so oft wach wird und selbstständig wieder einschlafen kann."* Und natürlich muss man hier abgrenzen: Ein Kind, das weit unter seinem Schlafbedarf schläft, sich unheimlich schwertut überhaupt zu schlafen und nachts stundenlang wach ist, profitiert natürlich nicht von dieser Schlafsituation. Aber ein Kind, das nachts altersentsprechend häufiger wach wird und es noch nicht regelmäßig schafft seine Schlafzyklen zu verbinden, kommt in aller Regel wunderbar damit zurecht. Denn es ist die von der Natur so vorgesehene Schlafsituation.

Ein frühes Durchschlafen liegt einzig im Interesse der Eltern, ein Kind profitiert in der Regel von häufigerem Erwachen in der Nacht.

Denn aus Sicht des Kindes hat das nächtliche Erwachen einige Vorteile:

- Bei jeder nächtlichen Interaktion wird das Bindungsverhaltenssystem aktiviert. Jede Begleitung deines Kindes kann also eure Bindung vertiefen. Denn Bindungsarbeit findet nicht nur tagsüber statt.
- Nächtliches Stillen kann die Stillbeziehung erleichtern, denn gerade nachts wird die Milchproduktion durch das Milchbildungshormon Prolaktin angeregt. Somit werden Kinder, die nachts regelmäßig gestillt werden, auch vergleichsweise länger gestillt, was sich positiv auf Entwicklung und Gesundheit auswirken kann.
- Das Risiko des plötzlichen Kindstods ist geringer. Denn das häufigere Aufwachen in der Nacht kann zu lange Tiefschlafphasen verhindern.
- Nächtliche Nahrungsaufnahme über die ersten Monate hinaus kann dem Wachstum und der Gehirnentwicklung zuträglich sein.

All dies zeigt, dass ein frühes Durchschlafen von der Natur nicht vorgesehen ist, sondern lediglich die gesellschaftliche Erwartungshaltung Eltern regelmäßig unter Druck setzt.

Abweichen von Erwartung und Realität

Jetzt hast du schon eine Menge erfahren zum Thema „Durchschlafen“. Du weißt bereits, dass es völlig normal ist, dass dein Kind nachts erwacht und häufiger deine Hilfe benötigt, um weiterschlafen zu können. Und mit diesem Wissen bist du sehr vielen Menschen in der heutigen Gesellschaft einen weiten Schritt voraus. Das größte Problem ist nämlich häufig gar nicht der Schlaf als solches, sondern die Erwartung, die wir an unsere Kinder haben. Wenn uns bereits in der Schwangerschaft vermittelt wird, dass ein Kind mit wenigen Monaten durchschläft und wenn wir in Filmen nur ruhig in ihrem Bettchen schlafende Babys sehen, dann kommt es uns natürlich komisch vor, wenn das eigene Kind mit 2 Jahren immer noch nachts Hilfe benötigt zum Weiterschlafen. Was kann man also tun, um hier Sicherheit zu gewinnen?

Genau – du tust es schon: sich mit dem Thema näher beschäftigen, indem man zum Beispiel dieses Buch hier liest. Das Problem am Baby- und Kleinkindschlaf ist nur: Es ist wohl eines der umstrittensten Themen im Bereich der kindlichen Entwicklung. Während die einen vertreten, dass sich alles von allein entwickelt und man der natürlichen Entwicklung des Kindes vertrauen darf (dazu gehören wohl wir), gibt es andere, die behaupten, ein Kind müsse das Schlafen lernen, wozu es einer strengen Führung, festen Regeln und eventuell auch eines Schlaftrainings bedarf. Warum gibt es diese konträren Auffassungen?

Weil das Schlafen unserer Kinder noch lange nicht ausgeforscht ist. Ganz im Gegenteil – gerade Langzeitstudien sind Mangelware. Daher braucht man vor allem in diesem Bereich als Eltern viel Gespür, für welchen Weg man sich entscheidet. Und wir wollen dich keinesfalls kritisieren oder dir ins Gewissen reden, wenn du dich nicht für unseren Weg entscheidest. Auch wenn aus unserer Sicht viele stichhaltige Argumente dafürsprechen. Aber dazu darfst du dir in diesem Buch gerne selbst ein Bild machen und anschließend für dich entscheiden, welcher Weg es für dich und dein Kind werden soll.

Nächtliche Wachphasen – was tun?

Vielleicht hat dein Kind aber neben den üblichen kurzen Schlafunterbrechungen zeitweise auch längere Wachphasen in der Nacht? Das kann dich als Mama oder Papa ganz sicher an den Rand der Verzweiflung bringen. Denn du bist daran gewöhnt nachts deinen Schlafbedarf zu decken und wirst körperlich vermutlich regelmäßig an deine Grenzen stoßen, wenn du nachts dein waches Kind teils stundenlang begleiten musst.

Eines kannst du dir schon einmal klarmachen: **Dein Kind will dich mit nächtlichen Wachphasen nicht ärgern.** Es macht das nicht etwa absichtlich. Es gibt Kinder, die tendieren in verschiedenen Entwicklungsphasen zu solchen längeren Wachphasen. Klar – in den ersten Wochen bis Monaten gehört das zu einer ganz normalen Entwicklung dazu. Denn hier muss dein Kind erst seinen Schlaf-Wach-Rhythmus finden und schläft daher zu Beginn oft unregelmäßig über die 24 Stunden verteilt. Es kann damit also auch nachts mal längere Phasen am Stück wach sein. Aber neben dieser Anfangsphase gibt es auch weitere Gründe, die zu einer nächtlichen Wachphase führen können.

Nicht erfüllte Bedürfnisse: Wenn dein Kind nachts Hunger oder Durst hat, ihm Nähe oder Sicherheit fehlen oder die Windel bis oben hin voll ist, dann wird es schwer wieder in den Schlaf finden können. Daher sollte dein erster Ansatz immer sein, dich zu vergewissern, dass alle Bedürfnisse deines Kindes erfüllt sind.

Aktuelle Entwicklungsschritte: Aktuelle Entwicklungsschritte können nicht nur zu häufigerem Aufwachen, sondern natürlich auch zu Wachphasen in der Nacht führen. Das ist leider nicht ungewöhnlich und du wirst es auch kaum verhindern können, sollte dein Kind allgemein zu Wachphasen neigen in solchen Phasen (es gibt Kinder, die haben in ihrem ganzen Leben keine Wachphase und einige eben öfter). Hier hilft es dir vielleicht, die Situation als eine kurzfristige Phase anzunehmen und für Entlastung und Entspannung zu sorgen, so gut es dir möglich ist.

Unpassende Schlafzeiten: Der wohl häufigste Grund für längere Wachphasen in der Nacht sind unpassende Schlafzeiten. Vielleicht hat sich der Schlafbedarf deines Kindes verändert. Dann kann es sein, dass es nachts einfach nicht mehr müde genug ist, weil es eventuell tagsüber zu viel geschlafen hat oder zu früh ins Bett gebracht wurde. Oder es hat zu wenig geschlafen und wird nachts wach, weil es überreizt ist und der kleine Körper wegen eines hohen Cortisolspiegels nicht zur Ruhe findet. Oder die Aufteilung des Schlafs ist nicht ganz passend. Hier kann dir ein Schlafprotokoll helfen und das Kapitel → „Schlaf ist mächtig komplex“ in unserem Buch.

Äußere Gegebenheiten: Vielleicht sind es auch äußere Gegebenheiten, die bei deinem Kind zu einer Wachphase geführt haben. So kann es im Sommer einfach zu warm sein, stickige Luft macht es schwer in der Nacht zur Ruhe zu kommen oder die Nachbarn feiern nebenan eine laute Party. Hier kannst du natürlich schauen, worauf dein Kind ganz besonders reagiert und es versuchen zu ändern.

Ausgeprägte Trennungsangst: Vielleicht hat dein Kind gerade auch eine besonders ausgeprägte Trennungsangst. Das kann im Rahmen einer normalen Entwicklung immer wieder der Fall sein (vgl. zur Schlafentwicklung näher im Kapitel → „Schlaf ist mächtig komplex“), aber auch aufgrund von bestimmten Veränderungen in eurem Alltag passieren. So kann eine Kita-Eingewöhnung, ein Abstillprozess, ein Umzug oder Urlaub oder auch der Arbeitsstart von Mama oder Papa zu einer Wachphase führen. Auch wenn es dir schwerfällt das anzunehmen – versuch deinem Kind in solchen Phasen besonders viel Nähe und Sicherheit zu geben. Es ist anstrengend, aber lohnt sich.

*In dem Zusammenhang kannst du dir für ganz viele Situationen rund um den Schlaf merken: „**Wenn Trennung das Problem ist, ist Trennung nie die Lösung.**"*

Krankheit bzw. Schmerzen: Na klar, das wundert dich bestimmt weniger. Wenn dein Kind krank ist oder Schmerzen hat – sei es vom Zahnen oder weil es am Tag hingefallen ist – dann kann auch das dazu führen, dass dein Kind nachts einfach nicht mehr zur Ruhe findet. Das kennen wir von uns ja auch.

Aktuelle Tageseindrücke: So wie aktuelle Tageseindrücke „nur" zu häufigerem Aufwachen führen können, können sie bei einigen Kindern auch Grund für nächtliche Wachphasen sein. Wenn du weißt, dass dein Kind hier sensibel reagiert, dann versuche euren Alltag ein wenig ruhiger und entspannter zu gestalten – das kann oft schon Wunder wirken.

WISSEN SCHAFFT VERSTÄNDNIS: DURCHSCHLAFEN WAR NICHT IMMER ÜBLICH

Dass wir Menschen in der Nacht durchgehend schlafen, ist noch gar nicht so lange Realität. So deckte eine US-amerikanische Studie auf, dass wir Menschen bis ins 17. Jahrhundert nur selten 8 Stunden am Stück schliefen. Vielmehr wurde damals in kürzeren Phasen über 12 Stunden hinweg geschlafen, was mehr unserer biologischen Prägung entsprach.

So war es üblich, den Schlaf in der Nacht zumindest auf 2 Phasen aufzuteilen und die Pause dazwischen mit anderen Dingen außerhalb des Bettes zu verbringen. Erst mit der industriellen Revolution kamen die Menschen von diesem Modell immer mehr ab. Aus guten Gründen: Durch die Erfindung des künstlichen Lichts gingen Menschen tendenziell später ins Bett und konnten so ihren Tages- und Nachtrhythmus immer mehr ihren Arbeitszeiten und ihrem Alltag anpassen.

Es gibt übrigens heute noch Kulturen, die nicht durchgehend in der Nacht schlafen. Man kann es also gar nicht als so normal charakterisieren, dass unsere Kinder nachts ohne Wachphase schlafen. Einige Kinder tendieren zu einem anderen Schlafmuster und phasenweise wird man als Eltern immer wieder lernen müssen damit umzugehen.

Habe Geduld mit eurer Schlafsituation

Auch wenn du das jetzt vielleicht nicht hören willst: Aber **Zeit und Geduld helfen hier am meisten**, wenn du darauf hoffst, dass dein Kind irgendwann durchschläft. Das passiert häufig zwischen dem 2. und 4. Geburtstag – also tendenziell später, als viele Eltern aufgrund der gesellschaftlichen Erwartungen denken. Bis hierher hast du jetzt schon viel erfahren über den Schlaf deines Kindes. Du darfst also darauf vertrauen, dass die Entwicklung hin zum Durchschlafen mit deiner liebevollen Unterstützung dem Grunde nach **ganz von allein** ablaufen wird.

Je mehr du dich darauf einlassen kannst, desto einfacher wird es, die Zeit bis dahin zu genießen und nicht nur die teils schwierigen Nächte im Hinterkopf zu haben. Außerdem haben wir dir an verschiedenen Stellen dieses Buches eine Reihe an Hilfestellungen und Impulsen gegeben.

Probiere gerne aus, was zu euch passt und hab keine Angst, etwas falsch zu machen. Es gibt nicht nur einen Weg, ihr dürft immer mal wieder eine Abzweigung nehmen. Aber wir sind uns sicher: Auch dein Kind wird irgendwann durchschlafen.

Wenn das nächtliche Aufwachen zum Problem wird

Du hast erfahren, dass nächtliches Aufwachen normal ist in den ersten Lebensjahren. Und häufig eine Portion Geduld die Lösung sein kann. Aus unserer Erfahrung kann das nächtliche Aufwachen aber auch zum echten Problem werden: Und zwar dann, wenn es dich an deine Grenzen bringt. So sind manche Schlafsituationen ganz besonders herausfordernd und nicht immer ist es ausreichend abzuwarten und Tee zu trinken. Wenn du dich jetzt angesprochen fühlst und schon längere Zeit an einen Punkt kommst, eure Nächte als nicht mehr tragbar zu empfinden, dann darfst du etwas ändern. Es gibt andere Möglichkeiten, eine Schlafsituation zu verändern, als ein Schlaftraining durchzuführen.

Einige Impulse stellen wir dir hier in diesem Buch vor (siehe Kapitel → „Veränderung der Schlafsituation“). Wenn du darüber hinaus noch Hilfe benötigst, suche dir Hilfe. Wir verlinken dir im Anhang dieses Buches einige geeignete Stellen dafür.

STILLEN UND FLÄSCHCHEN IN DER NACHT

Bestimmt musstest du dir auch schon anhören, dass dein Kind doch eigentlich nachts gar keine Nahrung mehr bräuchte. Und warum du es dann überhaupt noch stillen würdest. Ein Fläschchen sollte auch spätestens mit ein paar Monaten abgewöhnt werden. Oder? Bei all diesen Fragen solltest du dir jetzt bereits klar machen: Das nächtliche Stillen oder Fläschchen geben kann so viel mehr sein als die reine Nahrungsaufnahme. Aber schauen wir uns das Thema doch einmal genauer zusammen an.

Um eines direkt vorwegzunehmen: Ja, dein Kind darf – egal welchen Alters – nachts noch Nahrung aufnehmen. Es ist also völlig in Ordnung, wenn du dein Kind nachts noch stillst oder es Fläschchen mit Milchnahrung bekommt. Schließlich ist so eine Nacht eine ganz schön lange Zeit für so einen kleinen Menschen. Und wenn dir vermittelt wird, ein Kind brauche aber doch schon nach wenigen Monaten nachts keine Nahrung mehr, dann werden hier zwei grundlegende Dinge verkannt.

Zum einen sind die Gründe für die nächtliche Nahrungsaufnahme – insbesondere das Stillen – vielfältig. Die Nahrungsaufnahme ist schließlich nur eines von vielen Bedürfnissen, die ein Kind nachts mit dem Stillen oder dem Fläschchen erfüllt. Das soll nicht heißen, dass dein Kind nachts nie Hunger hat, aber es gibt daneben eben noch viele andere Bedürfnisse, die hier mit hineinspielen. Zum anderen gibt es keine fundierten Nachweise dafür, dass ein Baby nach wenigen Monaten nachts keine Nahrung mehr bräuchte. Und wäre es nicht verwunderlich, dass Kinder hinsichtlich aller erdenklichen Entwicklungsschritte sich vollkommen individuell und verschieden entwickeln, die nächtliche Nahrungsaufnahme aber bei allen Kindern – egal ob dick, dünn, klein, groß, motorisch sehr aktiv oder eher ruhig – ab Tag X Geschichte sein soll? Wenn man sich das nur kurz vorstellt, merkt man bereits, dass da etwas nicht stimmen kann.

Dein Kind verhält sich also ganz normal, wenn es nachts noch gestillt werden oder das Fläschchen möchte. Und auch dann, wenn dein Kind körperlich dazu in der Lage wäre, nachts ohne Nahrung zurecht zu kommen, ist es völlig in Ordnung, wenn du die nächtliche Nahrungsaufnahme durch Stillen oder Fläschchen geben beibehältst, solange es sich für eure Familie stimmig anfühlt.

Die Bedürfnisse hinter der nächtlichen Nahrungsaufnahme

Nicht selten sind Eltern sehr verunsichert, weil sie sich wundern, dass ihr Kind nachts noch so viel Nahrung benötigt. Denn häufig essen die Kinder tagsüber schon ganz gut. Und selbst wenn das nicht der Fall ist, ist es je nach Alter des Kindes schon recht ungewöhnlich, dass es nachts teilweise in sehr viel kürzeren Abständen trinken möchte als tagsüber.

Ein solches Trinkverhalten in der Nacht erscheint aber dann gar nicht mehr so ungewöhnlich, wenn man sich klar macht, dass es beim Stillen (und teilweise auch beim Fläschchen geben) nachts um viel mehr geht, als nur das Bedürfnis nach Nahrung zu erfüllen.

Stillen bedeutet Nähe und Sicherheit

Stillen bedeutet für viele Kinder vor allem ganz viel Nähe und Sicherheit. Und das häufige Saugen an der Brust kann ein Kind in der Nacht beruhigen und Trost spenden. Es ist schließlich die natürlichste Art, um ganz engen Körperkontakt zur Mama zu haben. Näher geht es kaum. Deshalb musst du dir gerade in Entwicklungsphasen, in denen dein Kind besonders viel Nähe und Körperkontakt braucht, klarmachen, dass häufiges Stillen in solchen Situationen für dein Kind beruhigend, sicherheitsspendend und hilfreich sein kann.

Stillen hilft bei der Verarbeitung von Veränderungen

Auch Veränderungen am Tag, wie Kita-Eingewöhnung, neue Bezugspersonen, ein Urlaub oder eine Krankheit, können bei vielen Kindern zu einem größeren Sicherheitsbedürfnis in der Nacht und damit nicht selten zu kürzeren Stillabständen führen.

Häufiges Stillen in der Nacht ist keine Störung, wie einem als Eltern oftmals vermittelt wird. Auch gestillte Kinder werden selbstständig einschlafen und nachts ohne Stillunterbrechung durchschlafen können. Nämlich dann, wenn sie so weit sind.

Zusammenhang zwischen Schlafen und Stillen

Es gibt definitiv Unterschiede im Schlafverhalten von gestillten und nicht (mehr) gestillten Kindern. Das liegt insbesondere daran, dass das Fläschchen in vielen Familien schon hauptsächlich der Nahrungsaufnahme dient. Natürlich kann auch das Saugen am Fläschchen für ein Kind entspannend und beruhigend sein und somit auch weitere Bedürfnisse erfüllen. Stillen nimmt hier in den meisten Fällen aber doch noch einmal eine andere Rolle ein. Dies vor allem auch deshalb, weil es für viele Mamas eine recht leichte und gut funktionierende Möglichkeit ist, ihr Kind nachts zu beruhigen und zum Schlafen zu bringen, ohne dass alle wach werden. Daher werden Stillkinder erfahrungsgemäß in den ersten Lebensjahren schon etwas häufiger nachts „wach".

Im Gegenzug können Mama und Kind meistens aber recht schnell wieder einschlafen, während bei nicht gestillten Kindern oftmals durch die Zubereitung der Flasche, oft noch verbunden mit einem Raumwechsel, alle Beteiligten komplett wach werden. Was man sich aber immer wieder klarmachen muss: **Die Bedürfnisse, die ein Kind mit dem Stillen befriedigt, sind auch nach dem Abstillen weiterhin da.**

Erfahrungsgemäß ist Abstillen also nicht die Lösung, um zu ruhigem Schlaf zu kommen. Dafür spielen in die Schlafsituation eines Kindes einfach viel zu viele Faktoren hinein.

Das Stillen ist ein Faktor, der sich auf den Schlaf deines Kindes auswirken kann. Deshalb hatten wir schon zahlreiche Mamas in der Beratung, die aufgrund der Schlafsituation abgestillt haben (weil es ihnen häufig so geraten wurde), sich die Schlafsituation aber nicht verbessert hat oder teilweise sogar schwieriger wurde. Wir schauen uns später natürlich an, wie du eure Stillsituation in der Nacht verändern kannst, wenn du hier an deine Grenzen stößt – aber schon einmal vorweggenommen: Eine Zauberformel für ruhige Nächte ist es definitiv nicht.

Vorteile des nächtlichen Stillens

Bist du gerade als Stillmama in einer herausfordernden Stillsituation in der Nacht? Oder hattest du solche Situationen bereits? Glaub uns – fast jede Stillmama steht morgens mal mit dem Gedanken auf, sofort abstillen zu müssen, weil die Nacht eine Katastrophe war. Du bist also nicht allein mit deinen Gefühlen, wenn es dir mal so geht. Und natürlich hast du als Mama immer und zu jedem Zeitpunkt das Recht, eure Stillsituation zu verändern oder auch abzustillen. Zum einen ist das aber oftmals nicht die Lösung, wie man sie sich verspricht, zum anderen hält das Stillen auch eine Reihe an Vorteilen bereit. Gerade in schwierigen Situationen hilft es dir vielleicht, dir das erneut zu vergegenwärtigen.

WISSEN SCHAFFT VERSTÄNDNIS: VORTEILE DES NÄCHTLICHEN STILLENS

Das nächtliche Stillen bietet eine Reihe an Vorteilen:

- Dein Kind kann durch das nächtliche Stillen und den damit verbundenen Körperkontakt die Ausschüttung des Hormons Prolaktin anregen (ein Hormon, das der Milchbildung dient). Dies regt die Milchproduktion an und fördert somit eure Stillbeziehung.
- Stillbeziehungen, in denen nachts regelmäßig gestillt wird, werden tendenziell länger aufrechterhalten.
- Auch wenn es dir in schwierigen Schlafsituationen schwerfallen mag das zu glauben: Das nächtliche Stillen kann sich durchaus positiv auf die Schlafsituation auswirken, weil in der Regel niemand regelmäßig aufstehen muss.
- Die Beziehung und Bindung zwischen dir und deinem Kind wird gestärkt, denn jedes Stillen ist mit einer Ausschüttung des Hormons Oxytocin verbunden (auch bekannt als das Bindungs- oder Kuschelhormon).

- Nächtliches Stillen kann dem Wachstum und der Entwicklung deines Kindes dienen. Denn gerade im ersten Lebensjahr wächst das Gehirn deines Kindes rasant. Die nächtliche Nahrungsaufnahme kann dies unterstützen.
- Das Risiko des plötzlichen Kindstods ist nachweislich geringer. Denn das häufige Saugen in der Nacht kann die Atmung deines Kindes verbessern und zu lange Tiefschlafphasen verhindern.
- Deine Schlafphasen können sich besser an die deines Kindes angleichen. So ist es eigentlich von der Natur vorgesehen: dass Mama und Kind nah beieinander schlafen, das Kind regelmäßig gestillt wird und beide gar nicht so richtig wach werden bzw. schnell wieder einschlafen.
- Das Saugen an der Brust, verbunden mit der warmen Milch, lässt viele Kinder schneller und entspannter einschlafen. Auch befinden sich in der Muttermilch schlaffördernde Inhaltsstoffe, die dazu beitragen, dass ein gestilltes Kind häufig schnell wieder einschlafen kann.

So entspannt wie möglich stillen

Die Vorteile des nächtlichen Stillens sind also nicht von der Hand zu weisen. Viele dieser Vorteile beruhen aber darauf, dass die Stillsituation für Mama und Kind so angenehm und entspannt wie möglich gestaltet wird. In den meisten Kulturen dieser Welt ist es das Normalste der Welt, dass Mama und Kind nachts eng beieinander schlafen, damit das Kind während des Schlafs regelmäßig ohne große Unterbrechung trinken und saugen kann.

Solange dein Kind also nachts noch gestillt wird, kann **Co-Sleeping** die Still- und Schlafsituation für euch ungemein vereinfachen. So muss niemand in der Nacht aufstehen und du kannst dein Kind schnell und einfach beruhigen, sodass es wieder einschlafen kann.

Dazu ist es hilfreich, wenn du von Beginn an dein Kind auch regelmäßig im Liegen stillst. Denn die liegende Stillposition kann gerade nachts zu mehr Entspannung und Ruhe führen.

PRAKTISCHER QUICKIE: IM LIEGEN STILLEN

Leider ist die Betreuung während des Wochenbetts oft nicht optimal – (aufgrund von Personalmangel in den Krankenhäusern und Überlastung der Hebammen). Aus Sicht einer Stillberaterin können wir dir – solltest du dein Kind stillen – aber ans Herz legen, möglichst frühzeitig das Stillen in der liegenden Position zu üben. Manchmal ist es hilfreich, sich eine neue Stillposition von der Hebamme oder auch einer Stillberaterin vor Ort zeigen und sich hier anleiten zu lassen. Denn viele Mamas favorisieren in der frühen Stillzeit vor allem die Wiegeposition. Tagsüber kommt man damit auch gut zurecht, nachts bedeutet es, dass man sich bei jeder Stillmahlzeit aufrichten und hinsetzen muss. Das erschwert die Still- und Schlafsituation in der Nacht.

Wenn du keine Hilfestellung vor Ort hast, kannst du auch bei YouTube viele Videos finden, die dir die liegende Stillposition näherbringen können.

So kompliziert ist es nämlich gar nicht:

- Zunächst solltest du dich so bequem wie möglich seitlich hinlegen. Dazu kannst du ein Kissen oder Stillkissen so unter deinen Kopf legen, dass du gut gestützt bist und dich entspannen kannst. Auch ein Kissen oder Stillkissen zwischen deinen Beinen und hinter deinem Rücken kann helfen, dir eine stabile und bequeme Seitenposition zu ermöglichen.
- Erst dann ziehst du dein Kind zu dir heran (keine Sorge, mit ein bisschen Übung kannst du das irgendwann im Schlaf). Lege dein Kind nun ebenfalls in eine stabile Seitenposition. Es sollte vor allem nicht auf dem Rücken liegend den Kopf zu dir drehen müssen, sondern eine entspannte und bequeme seitliche Position dir zugewandt einnehmen können. Du kannst dein Kind je nach Alter und Stabilität durch ein festes Kissen oder deine Hand in seinem Rücken etwas stützen, sodass es nicht zurück auf den Rücken rollt.

- In dieser Position lässt du es nun trinken und drehst es zurück auf den Rücken, sobald die Stillmahlzeit beendet ist.

Übe diese Handgriffe am besten erst einmal am Tag. Nachts im Dunkeln und etwas übermüdet sowie mit einem Kind, das jetzt ganz schnell trinken möchte, um weiterzuschlafen, fehlt hier oft die Geduld. Tagsüber kannst du dich hingegen entspannt mit deinem Kind ins Bett kuscheln und die liegende Stillposition Schritt für Schritt zur Routine werden lassen. Und glaub uns: Es lohnt sich, hier ein bisschen Zeit in die Übung zu investieren. Es wird eure Schlafsituation sehr erleichtern.

Einschlafstillen – Fluch oder Segen?

Wurdest du auch schon davor gewarnt, dein Kind an der Brust einschlafen zu lassen? Denn so würdest du deinem Kind eine schlechte Angewohnheit angewöhnen und es würde niemals lernen ohne Brust zu schlafen?

Nun hast du bereits einiges über das nächtliche Stillen erfahren und bist vielleicht dennoch skeptisch, ob Einschlafstillen für euch jetzt eine gute Option darstellt. Denn gerade als frischgebackene Eltern wird man ständig mit unterschiedlichsten und sich zum Teil widersprechenden Aussagen rund um den Schlaf des eigenen Kindes konfrontiert. Entscheidungen zu treffen ist dann oft gar nicht mehr so leicht, weil man schon so viel gehört hat.

Daher nun von uns bereits das Ergebnis vorweg: Ob du dein Kind in den Schlaf stillst, ist deine Entscheidung. Niemand hat sich hier einzumischen und jede Stillbeziehung ist individuell. Aber wenn du uns fragst, überwiegen hier ganz klar die Vorteile: Denn **das Einschlafen an der Brust der Mutter ist die natürlichste Einschlafhilfe, die es gibt**. Du kannst dein Kind auf diese Weise immer und überall beruhigen und in den Schlaf finden lassen – ohne dass du bestimmte Hilfsmittel brauchst.

Die meisten Kinder können sehr schnell und einfach an der Brust einschlafen. Denn es schenkt viel Sicherheit und Geborgenheit – beides ist so essenziell zum entspannten Einschlafen. Dein Kind in den Schlaf zu stillen kann den Familienalltag also durchaus erleichtern und entspannen.

Es ist völlig normal, dass Babys eine bestimmte Form des Einschlafens gegenüber anderen bevorzugen. Bei gestillten Kindern kann das die Brust sein, während es bei anderen auch oft das Fläschchen, das Tragen oder etwas anderes ist. Ist es nicht großartig, dass dein Kind so kompetent ist, sich eine Einschlafhilfe zu wählen, die ihm das Einschlafen so leicht wie möglich macht?

Perspektivwechsel zum Einschlafstillen: Und jetzt versetz dich mal in die Lage deines Kindes. Kurz nach der Geburt, alles ist neu, laut und aufregend. Alles fühlt sich so anders an und es fällt dir schwer, bei diesen vielen äußeren Eindrücken gut zur Ruhe zu finden. Du hast etwas Hunger und so nimmt deine Mama dich an die Brust und stillt dich. Endlich kommst du zur Ruhe. Du hörst die vielen Stimmen jetzt gar nicht mehr. Das Saugen und die warme Milch beruhigen dich und es fühlt sich so schön an, sich beim Stillen eng an deine Mama zu kuscheln. Du schaust sie dabei an und es gibt dir ein ganz wohliges Gefühl, ihr so nah zu sein. Langsam werden deine Saugbewegungen immer langsamer und schwächer und du merkst, wie du immer weiter abschaltest und um dich herum gar nichts mehr mitbekommst. Das tut so gut. Gerade fallen dir die Augen immer wieder zu – es braucht nur noch ein paar Saugbewegungen und du bist im Land der Träume.

Und dann – plötzlich löst deine Mama dich von der Brust und flüstert dir leise ins Ohr *„Nein mein Schatz, an der Brust wollen wir doch nicht einschlafen. Da gewöhnst du dich noch dran. Das schaffst du auch allein.*“ Plötzlich bist du wieder hellwach.

Gewöhnt sich dein Kind also daran, an der Brust einzuschlafen? Vielleicht. Genauso wie es sich an andere Einschlafhilfen, Alltagsrituale und Verhaltensweisen gewöhnen kann.

Ist das schlimm? Nein, überhaupt nicht. Gewohnheiten können unseren Alltag ungemein erleichtern. Wir alle haben doch bestimmte Gewohnheiten. Du darfst also guten Gewissens dein Kind in den Schlaf stillen – mit 4 Tagen genauso wie mit 4 Jahren, solang es sich für dich bzw. euch gut anfühlt. Und solltest du an den Punkt kommen, dass diese Einschlafhilfe für dich nicht mehr die richtige ist, dann darfst du eure Still- und Schlafsituation natürlich verändern – gemeinsam mit deinem Kind.

VERÄNDERUNG DER SCHLAFSITUATION

Jetzt sagst du dir vielleicht: Na super – das hört sich ja alles schön und romantisch an. Es ist normal, dass mein Kind nachts wach wird. Es ist normal, dass mein Kind nachts gestillt werden möchte. Aber das hilft mir alles nichts, wenn ich mit der jetzigen Schlafsituation komplett an meine Grenzen stoße. Und hier mach dir klar: Auch deine Bedürfnisse zählen. Es gibt Schlafsituationen, da kann eine Veränderung für dich eine Option sein. Wir werden dir zeigen, wie du auch deine Bedürfnisse durch kindgerechte und bedürfnisorientierte Veränderungen berücksichtigen kannst.

Sehr schwierige Schlafsituationen werden häufig mit den sogenannten Schlafgewohnheiten in Verbindung gebracht. Und ja – das ist nicht immer ausgeschlossen, wie du gleich lesen wirst.

Was dir aber nach den bisherigen Kapiteln sicher klar geworden ist: Der Schlaf deines Kindes ist komplex und nicht für alles sind Schlafgewohnheiten verantwortlich. Vielmehr hast du bereits eine Reihe an Gründen kennengelernt, warum dein Kind (phasenweise) Schwierigkeiten hat, abends einzuschlafen oder nachts besonders häufig wach wird. Lass dir also nicht von außen einreden, dass eure Art der Einschlafbegleitung immer allein für eine herausfordernde Schlafsituation verantwortlich ist.

Alles Schlafgewohnheit, oder was?

Viele Eltern schreiben uns, dass sie dringend Hilfe benötigen, weil ihr Kind eine schlechte Schlafgewohnheit angenommen habe. Aber gibt es wirklich schlechte Gewohnheiten in diesem Sinne? Zunächst einmal musst du dir klarmachen: Ja, es ist kein Geheimnis, dass die Art, wie dein Kind in den Schlaf findet, zur Gewohnheit werden kann. Wie du bereits erfahren hast, ist das auch gar nicht so schlimm. Denn **Gewohnheiten können deinem Kind besonders viel Sicherheit in der Schlafsituation schenken**.

Hab vor allem niemals Angst, dein Kind mit zu viel Nähe zu verwöhnen. Eine altersgerechte Schlafbegleitung und das Schlafen in Körperkontakt sind kein Verwöhnen, sondern die Bedürfnisbefriedigung nach Nähe und Sicherheit.

Aber gibt es auch schlechte Gewohnheiten? Nun, nicht so richtig. In erster Linie geht es darum, dass die Schlafsituation zu euch als Familie passt. Wenn es für dich also gerade passend erscheint, dein Kind in den Schlaf zu stillen, zu tragen oder zu fahren – dann bleib gern dabei. Eine Schlafgewohnheit kann erst dann zum Problem werden, wenn sie sich negativ auf eure Schlafsituation oder euer Familienleben auswirkt.

Es kann eine Reihe von Gründen geben, warum eine Einschlafsituation nicht mehr für euch passt. So kann das Tragen vielleicht zu schwer werden, das Wetter zum täglichen Fahren mit dem Kinderwagen zu kalt oder du als Mama möchtest einfach nicht mehr dein Kind an der Brust einschlafen lassen. Neben all diesen persönlichen Aspekten, die Grund für eine Veränderung sein dürfen, gibt es durchaus auch Schlafgewohnheiten, die zumindest auf Dauer nicht gerade förderlich für die Schlafsituation deines Kindes sein können. Das betrifft alle sehr starken, durchgehenden Bewegungsmuster, wie das ständige Auf- und Abwippen in der elektrischen Federwiege oder auf dem Pezziball (beides hat in der Regel eine stärkere Frequenz als das natürliche Tragen).

Diese Einschlafmuster können einen Dauerreiz verursachen, der bei deinem Kind zu einer Reizüberflutung führen kann. Das bedeutet nicht, dass du morgen gleich Federwiege und Pezziball aus dem Fenster werfen sollst: Aber du darfst dir zumindest Gedanken machen, ob die bisherige Form des Einschlafens für euch förderlich ist.

PRAKTISCHER QUICKIE: MANCHMAL IST WENIGER MEHR IN DER EINSCHLAFBEGLEITUNG

Uns fällt in den Beratungen immer wieder auf, dass Eltern ganz viele verschiedene Möglichkeiten probieren, um ihr Kind so schnell wie möglich zur Ruhe zu bringen. Oft wäre das aber gar nicht nötig und führt nicht selten zu einer Reizüberflutung und einem Kreislauf, aus dem man als Eltern manchmal schlecht wieder herauskommt, weil das Kind sich anschließend schwertut, ohne sehr starke äußere Impulse einzuschlafen. Damit meinen wir nicht, dass ihr euer Kind nicht etwa in den Schlaf tragen sollt.

Aber manchmal ist es einfach ein wenig viel: Da wird auf dem Pezziball wie wild gehopst, dabei die Dunstabzugshaube angemacht und noch ein Licht, das helle Sterne an die Wand wirft, zur Hilfe genommen. Vielleicht klappt es mit all diesen Dingen mal, dass das Kind ein wenig schneller einschläft – vielleicht weil es einfach erdrückt wird von diesen vielen äußeren Impulsen.

Aber übertreib es nicht: Wenn du bei deinem Kind bist, es auch mal durch schwierige Einschlafphasen mit Körperkontakt begleitest, muss es nicht immer der starke Dauerreiz sein, um es so schnell wie möglich zur Ruhe zu bringen. Vielleicht muss dein Kind den langen und anstrengenden Tag verarbeiten und findet nicht sofort zur Ruhe. Das ist okay. Gib ihm die Zeit. An einigen Abenden braucht es vielleicht länger als sonst.

Was ist bitte eine Schlafassoziation?

Ginge es nur um die Art der Einschlafbegleitung am Abend oder zu den Tagschläfchen, dann wäre eine Schlafgewohnheit für viele Eltern vermutlich gar nicht so ein großes Thema. Zum Problem wird es für viele Eltern dann, wenn aus einer Einschlafgewohnheit eine sogenannte Schlafassoziation wird. Darunter versteht man, wie wir bereits erklärt haben, das Phänomen, dass ein Kind während des Schlafs gerne erneut auf die gleiche Art und Weise in den Schlaf begleitet wird, wie beim Einschlafprozess.

Das Wort Schlafassoziation wird häufig als so negativ empfunden. Deshalb darfst du es stattdessen auch gerne **Schlafbrücke oder Schlafbild** nennen. Aber auch hier gilt – ganz unabhängig davon, wie man es nennt – es ist nicht schlimm, wenn dein Kind sich beim Schlafen einer solchen Schlafbrücke bedient. Es bedeutet lediglich, dass es während des Schlafens gerne auf bestimmte Einschlafimpulse, wie das Stillen, das Fläschchen oder Bewegung, zurückgreift. Solange die Situation für euch als Familie okay ist, kann also gerne alles so bleiben. Im Rahmen der natürlichen Schlafentwicklung wird sich das früher oder später auch ganz von allein geben.

Aber warum gibt es dieses Phänomen? Wenn man sich die Art, wie Kinder schlafen, noch einmal klarmacht, dann ist das sehr nachvollziehbar. Wie du bereits erfahren hast, braucht dein Kind häufig Hilfe, um seine Schlafzyklen zu verbinden. Dabei erwacht es oft gar nicht richtig, sondern vergewissert sich im Halbschlaf, ob es sich weiter sicher und geborgen fühlen kann und damit „alles beim Alten ist".

Ist ein Kind also zum Beispiel mit viel Bewegung eingeschlafen und wird nun nach erfolgreichem Ablegen nach einem oder mehreren Schlafzyklen liegend im Bett wach, dann befindet es sich nicht mehr in der vormals gewählten sicheren Situation aus dem Einschlafprozess. Es wird also vermutlich bei seinem kleinen „Situations-Check“ wach und möchte jetzt wieder einschlafen, wozu es deine Hilfe benötigt. Und dazu fordert es unter Umständen genau die Hilfe ein, die es zum Einschlafen benötigt hat: die Schlafbrücke/Schlafassoziation ist geboren.

Veränderung – ja oder nein?

Eines ist uns in diesem Zusammenhang besonders wichtig: **Eine Schlafgewohnheit oder auch eine Schlafbrücke ist weder ein Grund zur Beunruhigung noch ein falsches oder unnatürliches Verhalten.** Eure Einschlafbegleitung darf so lange die richtige für euch sein, bis sie sich für euch nicht mehr passend anfühlt. Möglicherweise kommst du also nie zu dem Punkt, hier etwas ändern zu wollen. Dann darfst du ganz entspannt und ohne Unsicherheit darauf vertrauen, dass dein Kind zur Einschulung sicher nicht mehr auf dem Pezziball einschlafen möchte. Du darfst also auch immer den Weg wählen, abzuwarten.

Wenn du aber an deine körperliche Grenze kommst oder das Gefühl hast, es muss sich etwas ändern, dann gibt es Möglichkeiten. Eine Veränderung von Schlafgewohnheiten wird in aller Regel nicht gerne vom Kind angenommen. Und das ist ja auch völlig natürlich und nachvollziehbar. Immerhin hat diese Form der Schlafbegleitung dem Kind lange Zeit viel Sicherheit und Geborgenheit geschenkt. Eine Veränderung stellt für ein Kind also häufig erst einmal eine Art von Bedrohung dar. Es muss Schritt für Schritt im Prozess erkennen und erfahren, dass es auch auf andere Art sicher und geborgen ein- und weiterschlafen kann. Das braucht vor allem Zeit.

Einer Veränderung eurer Schlafsituation geht daher immer eine Abwägung voraus. In diese Abwägung solltest du einbeziehen, dass es zu Beginn einer Veränderung fast immer erst einmal zu einer Verschlechterung kommt. Und auch nehmen Kinder solche Veränderungen natürlich unterschiedlich gut an, je nach Alter und Charakter.

Bei der Abwägung, ob eine Veränderung in eurer Situation sinnvoll ist oder nicht, stelle dir immer die folgenden Fragen:

- Ist die Situation derzeit für dich besonders belastend?
- Gibt es plausible Gründe etwas zu verändern?
- Ist eine Schlafgewohnheit/Schlafbrücke der Grund für deine Belastung?
- Gibt es Alternativen, wie z. B. Entlastung durch den Partner?

WISSEN SCHAFFT VERSTÄNDNIS: MÖGLICHE GRÜNDE FÜR EINE SEHR SCHWIERIGE SCHLAFSITUATION

Niemand wird dir pauschal beantworten können, warum eure Schlafsituation zeitweise besonders herausfordernd ist. Dies ist bis zu einem gewissen Grad auch völlig normal und gehört zur Entwicklung des Kindes einfach dazu. Trotzdem ist es hilfreich, sich ein paar Themen näher anzuschauen (gerade dann, wenn man große Veränderungen umsetzen möchte, die zunächst für Kind und Eltern eine zusätzliche Belastung sein werden). Dies sind ein paar typische Gründe, die euch die Schlafsituation besonders schwer machen können:

- Die Schlafzeiten bzw. die aktuelle Aufteilung der Schlaf- und Wachzeiten sind bei euch nicht stimmig.
- Entwicklungsbedingte Veränderungen lassen dein Kind nachts viel verarbeiten bzw. vermehrt Nähe einfordern.
- Vermehrter Hunger in der Nacht (weil vielleicht gerade Zähne kommen oder die Beikost weniger gut angenommen wird) führt zu häufigem Aufwachen.

- Herausfordernde Veränderungen oder anstrengende Tage im Leben deines Kindes lassen es nachts häufiger als sonst erwachen (zum Beispiel durch eine Kita-Eingewöhnung, den Corona-Alltag, Familienfeiern o. ä.).
- Krankheiten oder das Zahnen führen zu starker Unruhe in der Nacht, weil sich dein Kind unwohl fühlt oder sogar Schmerzen hat.

All diese Gründe sind völlig unabhängig von möglichen Schlafgewohnheiten oder Schlafbrücken. Ganz im Gegenteil: In vielen dieser Fälle werden dir das Stillen oder Tragen oder eine andere Begleitung eure gerade herausfordernde Schlafsituation sogar vereinfachen.

Abstillen und dein Kind schläft durch?

Ein Grund, der dich vielleicht dazu verleitet, eure Schlafsituation zu verändern, ist vor allem die Hoffnung, die du in so eine Veränderung setzt. Und gerade, wenn das Stillen bei euch der Grund für eine Veränderung ist, wird dir von außen oft große Hoffnung gemacht. Vielleicht hast du diesen Tipp auch bereits bekommen: *„Stille einfach dein Kind ab und es wird durchschlafen.“* Hier müssen wir dich leider enttäuschen. (Nachts) abstillen oder eine Veränderung eurer Stillsituation führt nicht automatisch zu besseren Nächten oder gar einem durchschlafenden Kind. Sonst würden alle nicht gestillten Kinder wunderbar schlafen.

In unseren Schlafberatungen sitzen aber auch ganz viele Eltern mit nicht gestillten Kindern. Sicher nicht, weil sie alle durchschlafen. Ganz viele unterschiedliche Faktoren spielen in den Schlaf deines Kindes hinein. Es gehört also vor allem zur normalen Schlafentwicklung dazu, dass Babys und Kleinkinder nachts ihre Bedürfnisse erfüllen und sich vergewissern, dass sie nicht allein sind und sich in Sicherheit befinden. Das gilt für gestillte und nicht gestillte Kinder erst einmal gleichermaßen. Und trotzdem ist es nicht von der Hand zu weisen, dass gestillte Kinder nachts häufig etwas öfter erwachen und sich gerne durch erneutes Stillen in den nächsten Schlafzyklus begleiten lassen.

In diesem Fall steht teilweise nicht die Bedürfnisbefriedigung (die natürlich immer umfasst ist) in der Nacht im Vordergrund, sondern die Verknüpfung zwischen Stillen und Schlafen. Dein Kind hat mit dem Stillen einen Weg gefunden, schnell und einfach einzuschlafen und in den nächsten Schlafzyklus zu wechseln. Diese Schlafbrücke hat es also mit in die Nacht genommen und schafft es nun häufig nicht ohne die Unterstützung des Stillens weiterzuschlafen. Auch wenn du bereits gehört hast, dass das kein Grund zur Beunruhigung ist, kann es für Mamas und vielleicht auch für dich sehr anstrengend und zermürbend sein, in der Nacht so häufig geweckt zu werden, um deinem Kind durch Stillen in den Schlaf zu verhelfen.

Eine Veränderung der Stillsituation kann also durchaus eine Option sein, um die Schlafsituation für dich positiv zu verändern. Eine Garantie stellt es aber keineswegs dar. Auch im Anschluss an so eine Veränderung oder gar ein Abstillen wird dein Kind voraussichtlich nachts noch altersentsprechend aufwachen und deine Hilfe benötigen. Und das gilt natürlich auch für alle weiteren Veränderungen – es ist ganz sicher nie ein Garant für ein durchschlafendes Kind, denn dafür ist der Schlaf unserer Kinder viel zu komplex und individuell.

Ein komplettes Abstillen empfehlen wir dir übrigens nie allein, nur um die Schlafsituation zu verändern.

Bedürfnisorientierte Veränderung – geht das überhaupt?

Wenn du dich nun dazu entschieden hast, eure Schlafsituation in der Nacht zu verändern, fragst du dich vielleicht: Wie soll das klappen? Und vor allem: kann das auf eine bindungs- und bedürfnisorientierte Art und Weise funktionieren?

So viel sollte dir an dieser Stelle klar sein: Dieses Buch würde dir hier keine Hilfestellungen bieten, wenn es nicht möglich wäre. **Es gibt Optionen mit deinem Kind gemeinsam als Team so eine Veränderung umzusetzen.** Um aber den für euch passenden Weg einer Veränderung zu finden, ist es zunächst einmal sinnvoll dich zu fragen, welche Bedürfnisse in euren Nächten derzeit besonders eine Rolle spielen.

PRAKTISCHER QUICKIE: BEDÜRFNISSE ERKENNEN UND ANALYSIEREN

Um einen Überblick über mögliche Bedürfnisse zu bekommen, die in euren Nächten eine Rolle spielen können, könntest du über mehrere Tage einmal ein **Bedürfnisprotokoll** anfertigen.

Dabei schreibst du in die 1. Spalte die (ungefähre) Uhrzeit deiner Begleitung.

In der 2. Spalte kannst du aufnehmen, welche Situation es war und wie du dein Kind begleitet hast – also zum Beispiel, ob ihr dabei gelegen habt, auf dem Sessel gesessen habt, ob du dein Kind getragen oder gestillt oder auf andere Art (wieder) in den Schlaf begleitet hast.

In der 3. und 4. Spalte benennst du einmal die Bedürfnisse, die bei deinem Kind für die jeweilige Situation eine Rolle spielen könnten, sowie deine eigenen Bedürfnisse.

Für dein Kind können hier natürlich die körperlichen Bedürfnisse wie Hunger, Durst und das Saugbedürfnis eine Rolle spielen, aber auch psychische Bedürfnisse sind bedeutend: Gerade nachts verbindet dein Kind mit der jeweiligen Begleitung häufig Nähe, Sicherheit und Geborgenheit. Und auch das Schlafbedürfnis ist natürlich oft ganz eng mit der Einschlaf- und Weiterschlafsituation verknüpft.

Auf deiner Seite wird es vor allem das Schlafbedürfnis sein, das dich dazu bringt, sich eure Schlafsituation näher anzuschauen. Das ist ein körperliches Grundbedürfnis und mangelnder Schlaf daher nicht zu unterschätzen. Es bringt also gar nichts, wenn du gerade völlig am Ende bist wegen schlafloser Nächte über eine lange Zeit hinweg, wenn wir dir sagen *„Ach das ist doch alles normal"*. Nein – natürlich darfst und sollst du deine Bedürfnisse ernst nehmen.

Neben dem Schlafbedürfnis spielt auch oft das Autonomiebedürfnis eine weitere große Rolle. Vielleicht warst du schon lange abends nicht mehr allein unterwegs, weil du dein Kind immer in den Schlaf stillst und die Verantwortung daher bisher noch nicht abgeben konntest. Oder dein Kind akzeptiert den Papa oder andere Bezugspersonen in der Schlafsituation nicht und du fühlst dich in eurer jetzigen Situation wie gefangen (lies hierzu aber unbedingt zunächst das Kapitel → „Schlafen bei unterschiedlichen Bezugspersonen").

Auch dieses Bedürfnis nach Autonomie ist ernst zu nehmen. **Bedürfnisorientiert bedeutet schließlich nicht, dass nur die Bedürfnisse deines Kindes zählen.** Nein – eure Bedürfnisse sind abzuwägen und miteinander in Einklang zu bringen.

Dafür kann es hilfreich sein, wenn du sie mithilfe eines solchen Bedürfnisprotokolls wie im Kasten beschrieben näher analysieren kannst. Lass dir hier gerne etwas Zeit. Je mehr du dich mit eurer Situation beschäftigt hast, desto klarer und entspannter wirst du letztlich in eine mögliche Veränderungssituation gehen können.

Schlafsituation (z. B. Mittagsschlaf, Einschlafsituation abends, nachts)	**Art der Begleitung** (z. B. tragen, stillen, wippen etc.)	**Bedürfnisse deines Kindes** (z. B. Sicherheit, Nähe, Hunger)	**Deine eigenen Bedürfnisse** (z. B. Schlaf, Ruhe, Autonomie)
Mittagsschlaf	Stillen	Nähe	Autonomie
Abends	Tragen	Sicherheit	Schlaf
Nachts	...		

Beispielhaftes Bedürfnisprotokoll eines 12 Monate alten Kindes und seiner Mutter

Über den QR-Code haben wir dir ein Bedürfnisprotokoll bereitgestellt, das du selber ausfüllen kannst.

Klarheit und Sicherheit für eine Veränderung

Nun denkst du dir vermutlich spätestens jetzt, dass du doch einfach nur einen genauen Plan möchtest, wie du das Ganze angehen sollst, statt so viel Vorgeplänkel. Aber wir können dir aus Erfahrung sagen: Die beste Strategie hilft nicht, wenn du nicht erst bei dir ansetzt, um entspannt und überzeugt in die Situation zu gehen und du dich nicht genügend vorbereitest.

Denn eines ist sicher: Dein Kind wird aller Voraussicht nach nicht begeistert sein von einer solchen Veränderung – ganz egal wie du sie letztlich genau umsetzt. Das musst du dir vorher einfach klarmachen. Das ist auch in Ordnung so, denn dein Kind hat vermutlich an der jetzigen Situation nicht so viel auszusetzen wie du. Und trotz des Wissens, dass es eine Veränderung nicht großartig finden wird, darfst du diesen Weg gehen. Denn deine Bedürfnisse zählen ebenso. Und dein Kind hat überhaupt nichts davon, wenn du es zwar nachts so oft es möchte stillst oder trägst oder ihm zur Verbindung der Schlafzyklen immer wieder ein Fläschchen gibst, du aber längst über deine körperlichen Grenzen gehst. Daher mach dir an diesem Punkt klar: Es ist okay, wenn du dich dazu entschieden hast, eure Schlafsituation zu verändern.

WISSEN SCHAFFT VERSTÄNDNIS: VERÄNDERUNG DER SCHLAFSITUATION

Es ist nicht von der Hand zu weisen: Gerade Veränderungen in der Nacht stellen für viele Familien eine enorme Herausforderung dar. Woran liegt das?

Alle sind müde und wollen eigentlich nur schlafen. Es ist also normal, dass du nachts viel schlechter dazu in der Lage sein wirst, schwierige Situationen entspannt anzunehmen.

Es gibt in der Nacht – anders als am Tag – weniger Alternativen und nur wenig Ablenkung. Es bleibt dir daher gerade nachts oftmals nichts anderes übrig, als dein Kind durch schwierige Situationen zu begleiten.

Veränderungen in der Nacht sind für dein Kind meistens viel weniger nachvollziehbar und damit verwirrender als am Tag. Es braucht daher gerade nachts oftmals besonders viel Geduld, eine gute Vorbereitung und ein sinnvolles Vorgehen.

Es wird deinem Kind nicht leicht fallen, sich von Schlafgewohnheiten zu lösen; schließlich haben sie ihm lange Zeit sehr viel Sicherheit geschenkt.

Gerade weil der Veränderungsprozess in der Nacht oft eine herausfordernde Situation für die ganze Familie ist, braucht dein Kind hier ganz besonders deine Sicherheit und Klarheit. Wie willst du auch dein Kind von deinem Vorgehen überzeugen, wenn du selbst unsicher bist, ob es das richtige ist. Denn Kinder erkennen Zweifel und Unsicherheiten. Deshalb gib euch die Zeit, die ihr braucht, um überzeugt und voller Vertrauen in die Veränderung zu gehen. Und dann reflektiere auch während eures Vorgehens immer wieder, ob du hinter deiner Entscheidung stehst und ihr auf einem richtigen Weg seid. Denn eines brauchst du definitiv nicht zu haben: Angst vor Inkonsequenz oder Versagen. Du kannst euer Vorgehen jederzeit unterbrechen oder auch abbrechen.

PRAKTISCHER QUICKIE: SO FINDEST DU ZU DEINER SICHERHEIT UND KLARHEIT

Nimm dir ein Blatt Papier zur Hand und beantworte für dich die folgenden Fragen, um dir bewusst zu machen, ob du bereit bist, mit deinem Kind eine so große Veränderung umzusetzen und ob du hinter deiner Entscheidung stehst. Mache dir auch gerne darüber hinaus noch Gedanken und überlege dir, ob du bestimmte Ängste und Unsicherheiten hast, um eine Veränderung umzusetzen.

Welche Gedanken und Gefühle begleiten dich während eures Vorgehens? Welche Ängste und Sorgen hast du? Wie könntest du mögliche Zweifel ausräumen?

Welche Hoffnungen hast du in Bezug auf euren Prozess? Welche positiven Veränderungen erwartest du für dich und deine Familie? Sind diese Erwartungen nach allem was du jetzt bereits erfahren hast realistisch?

Fühlst du dich bereit dazu, eure Schlafsituation zu verändern? Bist du zuversichtlich, dass ihr diesen Weg als Team gemeinsam gehen könnt?

Denke immer daran: Du bist in einer Veränderung der sichere Hafen deines Kindes!

Vor der Veränderung der Schlafsituation

Jetzt geht's aber endlich los, oder? Naja – fast. Ein paar Fragen solltest du dir vor eurer Umsetzung noch stellen und ein paar Themen berücksichtigen. Denn auch, wenn du natürlich nicht alles vorhersehen kannst und du die Situation bis zu einem gewissen Grad auch auf dich zukommen lassen musst, macht es Sinn, sich einige Bereiche vorher schon einmal näher anzuschauen. Denn einfach ungeplant und ohne Struktur in so eine Veränderung zu gehen, geht unserer Erfahrung nach häufig schief.

Mögliche Reaktionen deines Kindes

Damit du nicht unvorbereitet die Wucht der Emotionen deines Kindes spürst und dann deinerseits keine passende Reaktion findest, bereite dich so gut wie möglich auf die zu erwartenden Situationen vor. Denn den Weg wirst du mit deinem Kind gemeinsam gehen und damit seine Wut, seinen Frust und seine Trauer spüren und dennoch deine innere Sicherheit haben, dass ihr auf dem richtigen Weg seid.

Ähnlich wie die Reaktionen deines Kindes unterschiedlich ausfallen können, darf natürlich auch dein Umgang mit diesen ganz individuell ausfallen. Im Vordergrund sollte immer die Begleitung, nicht in erster Linie die Ablenkung, stehen. Reaktionen werden ziemlich sicher kommen. Schließlich soll dein Kind eine liebgewonnene Gewohnheit in der Nacht Schritt für Schritt loslassen. Dies darf erst einmal als Bedrohung aufgefasst werden. Denn dein Kind muss sich in seinem Tempo nach und nach andere Beruhigungs- und Einschlafmethoden suchen. Dabei darfst und sollst du ihm helfen, ohne deinem Kind die gesamten Emotionen abzunehmen. Es wird dir aber sicher leichter fallen, mit diesen Emotionen umzugehen und dein Kind darin zu begleiten, wenn du dich vorher mit ihnen auseinandersetzt.

Alternativen zur Bedürfnisbefriedigung

Denk außerdem bereits im Vorfeld darüber nach, wie du die Bedürfnisse deines Kindes in der Schlafsituation weiterhin – aber nun auf andere Weise – befriedigen kannst. Und dabei ist es normal, dass du jetzt erstmal denkst *„Das geht nicht. Wie soll das funktionieren?"* So geht es den meisten Mamas und Papas vor so einer Veränderung.

Deshalb mach dir immer klar: **Euer Weg ist ein Prozess.** Natürlich kannst du zu Beginn noch nicht für jede Situation die perfekte Lösung parat haben. Aber du kannst im Vorfeld bereits Ideen sammeln und dir Gedanken machen, was vielleicht infrage käme. Beobachte dafür gerne auch vor eurer Veränderung dein Kind in verschiedenen Situationen in der Nacht oder probiere eventuell auch schon einmal das ein oder andere Vorgehen aus. Statt beim nächtlichen Aufwachen also sofort die Brust anzubieten oder das Kind sofort herumzutragen, teste einmal ein paar andere Möglichkeiten. Vielleicht nähert ihr euch damit bereits Schritt für Schritt den Alternativen.

Sei vor allem darauf vorbereitet, dass dein Kind in neuen Situationen vielleicht auch neue Methoden annimmt. Nur weil dein Kind sonst nachts nie Wasser getrunken hat, kann dies nun anders sein. Nur weil dein Kind seit Monaten nicht mehr getragen wurde, kann dies nun die Lösung sein, um dein Kind durch eine schwierige Phase in der Nacht ohne Stillen zu begleiten.

PRAKTISCHER QUICKIE:
FRAGEN, DIE DU DIR IM VORFELD STELLEN KANNST

Beantworte für dich die folgenden Fragen, um besser vorbereitet in die Situation gehen zu können:

- Überlege dir, wie sich dein Kind in verschiedenen Situationen verhalten könnte (Trauer, Wut, Abwendung etc.)?

- Wie wirst du dich in diesen Situationen fühlen? Welche Sorgen und Ängste könntest du in solchen Situationen haben und wie kannst du mit ihnen umgehen? Was hilft dir, um dein Kind gut durch solche Situationen begleiten zu können?
- Welche Alternativen kommen infrage, um die verschiedenen Bedürfnisse deines Kindes nachts zu begleiten? Wie kannst du dein Kind durch schwierige Phasen ohne die gewohnte Einschlafhilfe begleiten?

Das solltest du immer berücksichtigen

Unabhängig davon, wie alt dein Kind ist, was genau dein Ziel im Rahmen der Veränderung ist (weniger stillen, weniger Bewegung oder anderes), solltest du ein paar Aspekte in solchen Veränderungssituationen immer beachten:

- **Begleite dein Kind immer und lasse es mit seinen Gefühlen nicht allein.** Gerade nachts ist das so wichtig. Dein Kind ist müde und kann die eigenen Gefühle nicht so gut regulieren – daher braucht dein Kind eine emotionale Begleitung. Solltest du an deine Grenzen stoßen und merken, dass dir dies in dem Moment nicht möglich ist, lasse dich (zum Beispiel durch den anderen Elternteil) unterstützen oder gehe wieder einen Schritt zurück. Keine Veränderung der Welt ist es wert, dein Kind allein trauern zu lassen.
- **Erfüll weiterhin die Bedürfnisse deines Kindes.** Die Veränderung eurer Schlafsituation darf niemals dazu führen, dass die Bedürfnisse deines Kindes nicht gesehen oder übergangen werden. Hat dein Kind nachts Hunger oder Durst: Erfüll dieses Bedürfnis. Braucht dein Kind nachts Nähe oder Sicherheit: Schenk deinem Kind Geborgenheit und Sicherheit, durch Nähe. Wechselt euch ab, wenn ein Elternteil diese Nähe, aus welchen Gründen auch immer, gerade nicht zulassen kann.

- **Zeige deinem Kind, dass es sich weiterhin sicher fühlen kann.** Das erfordert oft etwas Zeit und Geduld, bis ein Kind diese Sicherheit gewinnt. Geht deshalb in eurem Tempo vor.
- **Sei feinfühlig deinem Kind gegenüber.** Wenn du das Gefühl hast, du überforderst es, dann darfst und sollst du selbstverständlich immer wieder einen Schritt auf dein Kind zugehen. Du musst nichts „durchziehen“, was sich nicht gut anfühlt.
- **Habe Geduld**: Gerade in der Nacht brauchen Veränderungen Zeit und Wiederholung. Es ist kein Wettrennen. Manchmal braucht es länger oder gar mehrere Anläufe. Das ist okay.
- **Seid als Eltern ein Team!** Veränderungen können Angst machen und viele Kinder wehren sich gegen Veränderungen, die sie nicht selbst angestoßen haben. Sprecht euch als Elternteam ab, wie ihr euch und euer Kind unterstützen könnt. Sprecht euch Mut zu, tröstet euch in stressigen Momenten und versucht über eure Gefühle zu sprechen.
- **Deine bzw. eure Gefühle sind wichtig.** Hör in dich hinein – gib deinen Gefühlen Raum und Platz und schenke ihnen Aufmerksamkeit. Wie bereits mehrfach erwähnt, können Veränderungen eine recht stressige Phase sein. Je klarer du bzw. ihr seid, je besser ihr eure Gefühle benennen könnt und je mehr ihr euch mit zum Beispiel eurer Wut auseinandersetzt, desto klarer werdet ihr in eurer Haltung.
- **Stärke deine innere Haltung.** Egal, ob du abstillen oder vom Tragen wegkommen willst oder der andere Elternteil eine Einschlafbegleitung etablieren will: Ihr dürft etwas verändern und euer Kind darf das doof finden. Kinder dürfen ihre Gefühle zeigen. Das ist okay. Hilf deinem Kind beim Ausdrücken der Gefühle. Rede deinem Kind gut zu und zeige ihm, dass du es verstehst und gleichzeitig darfst du bei der Veränderung bleiben.

- **Du machst nichts an der Beziehung zwischen dir und deinem Kind kaputt, wenn du etwas „Geliebtes“ veränderst**. In einer Familie hat jedes Familienmitglied Bedürfnisse und Wünsche. Und wenn du als Elternteil bestimmte Verhaltensweisen nicht mehr ausführen willst (weil du Gründe hast), dann ist das dein gutes Recht. Genauso darf dein Kind sich dagegen wehren. Wenn du dein Kind verständnisvoll begleiten kannst, die Wut, den Frust und die Gegenwehr annimmst und mit deinem Kind nach neuen Möglichkeiten suchst, dann sieh das als Chance, gemeinsam stärker aus dieser Veränderung zu kommen. Gemeinsam durch diesen Veränderungsprozess zu gehen – Hand in Hand – stärkt eure Beziehung. Du zeigst deinem Kind nämlich, dass du immer da bist! Auch wenn sich an den Rahmenbedingungen etwas verändert.
- **Rückschritte sind nicht schlimm**: Manchmal führen andere, alltägliche Gegebenheiten dazu, dass die Geduld und der emotionale/mentale Tank eines Elternteils nahezu leer ist. Dann hältst du das Weinen oder die Gegenwehr deines Kindes kaum aus. Du bist müde und willst dein Kind beruhigen, um selbst auch schlafen zu können. Wenn du mal wieder zur alten Gewohnheit zurückkehrst, dann denke nicht, dass du versagt hast. Das darf sein und das ist okay. Es kann schon sein, dass sich dadurch der Veränderungsprozess in die Länge zieht, allerdings sollte man immer Zeit und Geduld für Veränderungen einplanen.
- Denk bitte daran: **Du bist nicht allein!** Glaub uns, heute Abend oder Nacht stehen ganz viele Elternteile/Eltern mit ihrem Kind im Wohnzimmer/Schlafzimmer am Fenster und würden am liebsten mit ihrem Kind mitweinen. Weil sie selbst so müde sind und nicht mehr können und wollen. Nimm dieses Wissen auf, schau mal aus dem Fenster und achte auf weitere Lichter. Irgendwo steht auch eine Mama/ein Papa am Fenster und fühlt sich einsam und allein. Ist sie/er nicht. Ihr seid nicht allein.

Das solltest du immer vermeiden

Unabhängig davon, wie alt dein Kind ist und was genau dein Ziel im Rahmen der Veränderung ist, solltest du dabei ein paar Aspekte immer vermeiden:

- **Wähle keinen völlig ungeeigneten Zeitpunkt.** Den perfekten Zeitpunkt gibt es wohl nie. Aber es gibt Zeiten, die besser geeignet sind als andere. So sollten gerade nächtliche Veränderungsprozesse nur dann stattfinden, wenn sich dein Kind gerade in einer möglichst normalen und entspannten Ausgangssituation befindet. Nicht geeignet sind daher Veränderungen während einer Kita-Eingewöhnung, eines großen Urlaubs, einer Krankheit oder eines Umzugs.
- **Überfordere dein Kind nicht.** Trotz bester Vorbereitung und augenscheinlich passender Methode ist es möglich, dass dein Kind mit der Situation überhaupt nicht zurechtkommt. Das passiert sehr selten, ist aber nicht ausgeschlossen. Gehe in diesem Fall einen Schritt zurück oder ziehe in Erwägung, den Prozess abzubrechen beziehungsweise zumindest eine Pause einzulegen. Suche dir hier gegebenenfalls Hilfe.
- **Lass dein Kind niemals hungern.** Niemals und in keinem Alter. Dazu muss man kaum mehr sagen.
- **Ersetze die bisherige Schlafgewohnheit möglichst nicht mit einer anderen schwer umsetzbaren Gewohnheit.** Wenn du das nächtliche Stillen 1:1 ersetzt durch zum Beispiel in den Schlaf tragen, Fläschchen trinken oder ähnliches, ohne Rücksicht auf die hinter dem Stillen liegenden Bedürfnisse zu nehmen, kann aus dem nächtlichen Stillen sehr gut eine andere Gewohnheit werden, die es euch schwer macht in der Nacht zur Ruhe zu finden. Wähle daher nicht immer nur den leichtesten Weg für euch, sondern den jeweils passenden.
- **Verunsichere dein Kind nicht durch widersprüchliches Verhalten.** Du darfst zwar immer einen Schritt zurückgehen. Du solltest aber klar bleiben in deinem Vorgehen. Beziehe dein Kind ein und begegne ihm auf Augenhöhe.

Beziehe dein Kind altersentsprechend ein

Auch wenn du die Entscheidung für eure nächtliche Veränderung letztlich getroffen hast, solltest du diese gemeinsam mit deinem Kind umsetzen. **Ihr seid ein Team auf diesem Weg.** Deshalb beziehe dein Kind altersentsprechend und kindgerecht in den gesamten Prozess ein:

- Stelle dein Kind nicht vor vollendete Tatsachen, sondern **kündige dein Vorgehen vorher an**. Dein Kind wird ohnehin merken, dass sich etwas verändert. Wäre es nicht schöner und fairer, wenn nicht nur du dich darauf vorbereiten könntest? Erkläre also genau was du tust, warum du das tust und worauf dein Kind sich einstellen kann. Je jünger dein Kind ist, desto einfacher kann die Erklärung sein.
- **Lasse dein Kind (je nach Alter) kleinere Entscheidungen treffen.** Auch wenn du die Entscheidung letztlich triffst, wie ihr eure Schlafsituation verändern wollt, kannst du dein Kind wertschätzend in kleinere Entscheidungen einbeziehen. So fühlt es sich gehört und ernst genommen. Gerade Kinder in der Autonomiephase entscheiden sehr gerne, wo zum Beispiel abends das letzte Mal gestillt wird, welches Buch vor dem Einschlafen noch gelesen wird, oder ob das Wasser in der Nacht aus dem pinken oder blauen Becher getrunken wird. Auch wenn dir diese Fragen vielleicht wenig relevant vorkommen, können sie für dein Kind eine Veränderung ungemein erleichtern.
- **Kommuniziere deine Grenzen kindgerecht und deutlich.** Einbeziehen heißt nicht, dass du die Verantwortung in den wesentlichen Punkten an dein Kind abgibst. Die wenigsten Kinder werden sich von sich aus dazu entscheiden, die bestehende Schlafsituation zu verändern. Umso wichtiger ist es, dass du in dieser Hinsicht sehr klar zum Ausdruck bringst, was du dir vorstellst und wo deine Grenzen liegen. Gerade in der Nacht wird dein Kind diese Klarheit brauchen.
- **Nimm dein Kind und die Gefühle deines Kindes ernst.**

Begleite die Emotionen deines Kindes feinfühlig

Ein Veränderungsprozess in der Schlafsituation ist nicht nur für die Eltern, sondern natürlich auch für dein Kind ein emotionaler und herausfordernder Prozess. Und dabei reagieren Kinder unterschiedlich. Während einige traurig sind und weinen, dass ihre liebgewonnene Gewohnheit nun verändert werden soll, werden andere wütend und schaffen es noch nicht mit diesen starken Emotionen gut umzugehen. Die Gefühle hierbei zu unterscheiden, fällt nicht nur Eltern schwer: Kinder können ihre Gefühle in den ersten Lebensjahren selbst nicht so differenziert wahrnehmen. Dann kann es sein, dass dein Kind Trauer über etwas durch Wut ausdrückt.

Wiederum andere wenden sich mehr ab und lassen ihre Eltern in solchen Phasen nicht so nah an sich heran. Während sich einige recht schnell auf alternative Beruhigungs- und Einschlafmethoden einlassen, brauchen andere Kinder hier mehr Zeit. Und das zeigt wieder einmal: Du wirst nie ein festes Schema umsetzen können, das bei deinem Kind ebenso gut wie bei anderen funktioniert. **Du musst für euch euren individuellen Weg finden.**

WISSEN SCHAFFT VERSTÄNDNIS: EMOTIONEN BEGLEITEN VERSUS SCHREIEN LASSEN

Vielleicht gehört dein Kind zu den Kindern, die im Veränderungsprozess nicht ganz ohne Weinen auskommen. Versetze dich in die Lage deines Kindes – hier wird eine liebgewonnene Gewohnheit von außen geändert. Je nach Alter und Gemütszustand ist es deinem Kind eventuell gar nicht anders möglich, seine Emotionen auszudrücken. Babys und Kinder dürfen weinen. Weinen kann für dein Kind in solchen Situationen sogar wichtig sein, denn es kann ihm helfen Stress, Wut und Anspannungen abzubauen. Kinder können auf diese Weise ihre Gefühle kennenlernen und auch lernen, mit ihnen umzugehen.

Weinen ist daher eine Art Schutzmechanismus des Körpers, um Stress abzubauen und sich in schwierigen Situationen Schritt für Schritt – mit der Unterstützung der Bezugspersonen – zu regulieren. Ein weinendes Kind zeigt seinen Eltern mit diesem Verhalten außerdem, dass gerade etwas nicht stimmt. Und das ist auch sein gutes Recht.

Du hast aber nun die Aufgabe, dein Kind in diesem schwierigen Prozess zu begleiten und für es da zu sein, indem du feinfühlig und empathisch auf seine Gefühle reagierst. Ziel ist es dabei nicht, diese Gefühle durch Ablenkung oder Kleinreden nicht zuzulassen bzw. ein Weinen sofort zu beenden. Sondern mit deinem Kind gemeinsam diesen Weg zu gehen und es mit seinen Emotionen nie allein zu lassen. Hier liegt der bedeutende Unterschied zwischen dem begleiteten Weinen, von dem hier gesprochen wird, und einem Weinen bzw. gar Schreien lassen, bei dem das Kind mit seinen Emotionen und seiner Trauer allein gelassen wird.

Während dein Kind bei einem begleiteten Weinen deine Unterstützung bekommt, du ihm eine Form der **Co-Regulation** – möglichst durch direkten Körperkontakt – bietest und es in dem Prozess nicht allein gelassen wird, bekommt es beim Weinen/Schreien lassen keinerlei Unterstützung und Begleitung, sondern wird hilflos und in Not zurückgelassen. Wenn wir also von einer feinfühligen Begleitung sprechen, dann meinen wir nicht damit, dass du jede Emotion deines Kindes im Keim ersticken sollst, sondern die Gefühle und Emotionen deines Kindes annehmen und zulassen darfst.

Das ist für Eltern zwar häufig schwierig, aber eine große Veränderung darf begleitet sein von Gefühlen wie Trauer und Wut. Sie sind also okay. Aber auch sie finden ihre Grenzen. Stellst du im Prozess fest, dass dein Kind mit den Emotionen an mancher Stelle noch völlig überfordert ist, sich in keiner Weise beruhigen lässt oder sich teilweise emotional auch etwas in die Situation hineinsteigert, soll die Lösung nun natürlich nicht sein, dass du zum Beispiel stundenlang mit einem stark schreienden Kind im Bett liegen bleibst, damit es dort ohne Brust – mit begleitetem Weinen – irgendwann einschläft. Die Grenzen finden sich dort, wo dein Gefühl dir dies vermittelt. Das kann bei dem einen Kind bereits nach 2 Minuten begleitetem Weinen und beim anderen Kind erst nach einer halben Stunde der Fall sein.

Reflektiere während des Prozesses daher immer wieder, wo ihr steht, wie es euch mit der Situation geht und wie dein Kind mit der Veränderung umgeht. Es ist kein Weg, der nur in eine Richtung führt. Manchmal muss man den Mut haben, die Richtung zu ändern und seinem Herzen zu folgen. Du darfst und sollst daher in Situationen, in denen du fühlst, dass es euch mit der Umsetzung nicht gut geht, bitte einen Schritt zurückgehen. Hab auch hier keine Angst vor einer Inkonsequenz oder einem Versagen. **Jeder Weg ist individuell und manche Wege sind etwas kurviger als andere.**

Die Schlafsituation konkret verändern

Jetzt geht's in die Umsetzung – darauf wartest du ja vermutlich schon gespannt. Die im Folgenden gezeigten Wege und Möglichkeiten können dir für eure Umsetzung Impulse geben. Letztlich bist du aber natürlich ganz frei einen eigenen Weg zu kreieren oder Methoden zu kombinieren oder für euch anzupassen. Denn so wie jede Schlafsituation individuell ist, darf es auch jeder Veränderungsprozess sein.

Du hast bereits erfahren, worauf du auf jeden Fall achten solltest, was du vermeiden solltest, wie du dein Kind bindungs- und bedürfnisorientiert begleiten kannst. Das ist schon mehr als die halbe Miete. Vielleicht hilft es dir trotzdem, wenn wir uns im Folgenden ein paar Ansätze und Möglichkeiten etwas näher anschauen.

Veränderung mit Bewegung

Gerade wenn es dir darum geht, deinem Kind eine ruhige Einschlaf- und Weiterschlafbegleitung im Liegen näherzubringen, statt es weiterhin in den Schlaf zu tragen, zu wippen oder ihm sonst durch Bewegung in den Schlaf zu verhelfen, kannst du dein Kind schrittweise von der bisherigen Schlafgewohnheit entwöhnen. Dabei geht es darum, dein Kind **in kleinen individuellen Einzelschritten** in die neue Schlafsituation zu führen. Denn gerade bei Schlafgewohnheiten, bei denen Bewegung eine große Rolle spielt, ist es für Kinder oft schwer, auf diese Bewegung von heute auf morgen komplett zu verzichten, sodass hier ein **langsames Ausschleichen** infrage kommt.

PRAKTISCHER QUICKIE: SCHRITTWEISE ENTWÖHNUNG

Ziel ist es, dein Kind aus der aktuellen Situation, in der es (viel) Bewegung benötigt zum Einschlafen, in eurem Tempo zu einem Einschlafen in einer ruhigen und bestenfalls liegenden Position zu verhelfen. Am Beispiel des Tragens kann ein solcher Weg für euch folgendermaßen aussehen:

Schritt 1:
Trage dein Kind zunächst wie gewohnt, bis es ein wenig zur Ruhe gekommen, aber noch nicht eingeschlafen ist. Kurz vor dem Einschlafen reduzierst du die Bewegung nun ein bisschen und beobachtest dein Kind. Je nach Ausgangssituation kannst du es im 1. Schritt erst einmal in der Trageposition mit leichter Bewegung einschlafen lassen. Oder es klappt nach einer längeren Entspannungsphase bereits in einer ganz ruhigen Position auf deinem Arm. Das Einschlafen kann so zu Beginn länger dauern und schwieriger sein als es bisher der Fall war. Diesen 1. Schritt wiederholst du nun einige Male, bis dein Kind sich sicher fühlt, entspannt in einer ruhigen Position auf deinem Arm einzuschlafen.

Schritt 2:
Im 2. Schritt trägst du dein Kind kurz zur Beruhigung. Dann setzt du dich aber mit ihm zum Einschlafen mit Körperkontakt „trageähnlich" ins Bett. Oder du legst dich bereits mit deinem Kind mit möglichst wenig oder gar keiner Bewegung hin. Auch diesen Schritt kannst du wieder einige Tage beibehalten, bis sich dein Kind hierbei sicher fühlt.

Schritt 3:
Im letzten Schritt versuchst du nun dein Kind (evtl. nach einem kurzen Tragen zur Entspannung) sofort im Bett ohne Bewegung im Liegen in den Schlaf zu begleiten. Du kannst auch immer wieder kurz aus der Situation herausgehen, wenn sich dein Kind schwertut. **Es muss nicht alles beim ersten Versuch schon funktionieren.**

Natürlich kannst du den Weg hin zu einer ruhigen Einschlaf- und Weiterschlafsituation auch anders umsetzen. Das Beispiel soll dir einen Impuls geben, wie du dich schrittweise deinem Ziel nähern könntest. Aber je nach Ausgangssituation, Alter und Charakter deines Kindes kannst du hier natürlich auch mehr oder weniger Schritte einbauen oder dich eurem Ziel auf andere Art und Weise nähern.

Veränderung der nächtlichen Stillsituation

Wenn du eure nächtliche Stillsituation verändern möchtest, kannst du auch hier natürlich einen ganz eigenen und individuellen Weg finden. Schließlich hast du jetzt bereits viele wertvolle Informationen bekommen, die du in einer solchen Veränderung beachten kannst. Damit du aber auch hier ein paar praktische Ideen bekommst, wie du an die Situation herangehen kannst, stellen wir dir im Folgenden einige Möglichkeiten im Überblick vor.

Sanfte Entwöhnung

Eine sanfte Entwöhnung des nächtlichen Stillens geht auf die sogenannte Pantley-Methode (nach Elizabeth Pantley) zurück. Hier steht die **Veränderung der Einschlafbrücke**, nicht das komplette nächtliche Abstillen als solches im Vordergrund. Es geht also in erster Linie darum, das Stillen vom Schlafen zu entkoppeln und nicht, dein Kind nachts in absehbarer Zeit nicht mehr zu stillen. Ziel ist es, dass dein Kind auf diese Weise nach einiger Zeit nachts nur noch in den Situationen gestillt wird, in denen es die Nahrung benötigt oder kurz mal Nähe tanken möchte. Das Stillen soll nicht „nur“ zum Wiedereinschlafen gebraucht werden oder zum „Dauernuckeln“ übergehen. Diese Methode hat sich vor allem bewährt bei Kindern, die sehr viel nuckeln in der Nacht.

***Beachte:** Auch wenn die Methode als sanft bezeichnet wird, heißt dies nicht, dass euer Kind diese von Beginn an ohne Protest annehmen wird. Natürlich handelt es sich trotzdem um eine große Veränderung für dein Kind, das bisher vielleicht ausschließlich oder überwiegend an der Brust eingeschlafen ist, oder nachts gerne genuckelt hat.*

PRAKTISCHER QUICKIE: SO KANNST DU BEI DER SANFTEN ENTWÖHNUNG VORGEHEN

Du kannst dein Kind zunächst wie gewohnt zum Einschlafen oder auch nachts stillen, wenn es dies möchte. Sobald du aber merkst, dass sich die Saugbewegungen verlangsamen, dein Kind ins Nuckeln übergeht und damit nicht mehr weit vom Einschlafen entfernt ist, löse die Brustwarze vorsichtig mit dem kleinen Finger aus dem Mund deines Kindes, indem du das Vakuum löst.

Wenn es hierbei hochschreckt, kannst du es mit Körperkontakt ruhig begleiten und vorsichtig seinen Mund schließen, wenn es das zulässt. Wenn es sich aber gegen das Einschlafen wehrt und nicht zur Ruhe kommt, kannst du ihm die Brust erneut geben, bis es sich wieder entspannt hat. Nun gehst du wie zuvor vor und löst die Brustwarze vor dem Einschlafen aus dem Mund deines Kindes.

Ziel ist es, dass dein Kind nicht mehr mithilfe der Brust einschläft, sondern den allerletzten Schritt des Einschlafprozesses „allein" bewältigt. **Allein heißt in diesem Zusammenhang niemals ohne dich und deine Hilfe, sondern lediglich ohne die Brust.** Du solltest deinem Kind weiterhin Körperkontakt ermöglichen und ihm gerne Alternativen anbieten, die sich für dich passend anfühlen.

Dieses Vorgehen setzt du so lange um, bis sich dein Kind an die neue Schlafsituation gewöhnt hat. Dies kann sowohl zum Einschlafen als auch nachts zum Weiterschlafen umgesetzt werden. Je häufiger ihr hier die neue Situation wiederholt, desto eher festigt sich das neue Ritual. Man sollte hier aber mindestens 3 bis 5 Tage einplanen, bis ein Kind Schritt für Schritt eine neue Einschlafsituation annimmt und sich erste „Erfolge" zeigen.

So kann dieser Weg dazu führen, dass ein Kind weniger oft in der Nacht die Brust einfordert und damit auch die Schlafzyklen häufig besser und selbstständiger aneinanderhängen kann. Auch ein „Dauernuckeln" kann auf diese Weise oft auf sanfte Art beendet werden. Gerade jüngere Kinder lassen sich auf diese Weise häufig entspannt ohne Brust im Schlaf begleiten.

Zeitliche Beschränkung

Die Methode der zeitlichen Beschränkung des Stillens in der Nacht geht vor allem auf eine von Dr. Gordon empfohlene Methode zurück („Abstillen nach Gordon"). Ziel ist auch hier in erster Linie kein komplettes Abstillen in der Nacht, sondern eine **Stillpause von einigen Stunden**, die der Entlastung der Mutter dienen und für besseren Schlaf sorgen soll.

Bei einer zeitlichen Beschränkung wird nicht an einer etwaigen Schlafbrücke deines Kindes angesetzt, sondern dem Kind vermittelt, dass es in bestimmten Situationen gestillt werden darf wie gewohnt, zu anderen Zeiten Alternativen gefunden werden. Auf diese Weise kann das Zeitfenster theoretisch Schritt für Schritt ausgebaut werden und so auf den Entwicklungsstand und das Alter des Kindes angepasst werden.

PRAKTISCHER QUICKIE: SO KANNST DU BEI DER ZEITLICHEN BESCHRÄNKUNG VORGEHEN

- Wähle im Vorfeld eine für euch passende Stillpause in der Nacht, in der zukünftig nicht mehr gestillt werden soll. Die Länge der Stillpause solltest du anhand eurer bisherigen Situation sowie dem Entwicklungsstand deines Kindes festmachen. Während man hier bei jüngeren Kindern, die noch häufig in der Nacht Nahrung benötigen, ggf. mit zwei bis drei Stunden stillfreier Zeit beginnt, kann man bei älteren Kindern teilweise bereits eine Stillpause von vier bis sieben Stunden etablieren. Du solltest deinem Kind hier allerdings zunächst eine feste Struktur geben und nicht laufend dein Vorgehen ändern.
- Bei dieser Methode solltest du darauf achten, dass du deinem Kind eine Schlafumgebung bietest, in der du ihm genügend Körperkontakt geben kannst. Geeignet ist also das Familienbett, ein Beistellbett oder auch eine andere gemeinsame Schlafmöglichkeit. Schwer umsetzbar ist dieses Konzept mit einem gewöhnlichen Gitterbett, denn hier wird sich dein Kind vermutlich schwertun zur Ruhe zu finden, ohne den direkten Kontakt zu dir zu haben.
- Sobald du dir nun deine stillfreie Zeit gewählt hast, kannst du damit beginnen, dein Kind in den Prozess einzubeziehen. Da Babys und Kleinkinder noch kein ausreichendes Zeitgefühl haben, ist eine solche zeitliche Beschränkung in einer Form umzusetzen, die für dein Kind nachvollziehbar wird und genügend Struktur bietet. Du wirst deinem Kind kaum vermitteln können, dass es um 23:50 Uhr noch gestillt werden darf, um 00:10 Uhr aber nicht mehr (falls eure Stillpause zum Beispiel um 0 Uhr startet). Du kannst mit deinem

Kind also eine Art von Zeichen bzw. Signal besprechen, wann gestillt wird und wann nicht. Dabei kommt nachts zum Beispiel ein Still-Licht infrage. Solch ein Licht kann dafür sorgen, dass dein Kind beim Aufwachen jeweils weiß, ob nun gerade „Stillzeit" oder „Stillpause" ist. Das erklärst du deinem Kind auch ganz genau von Beginn an („*Wenn die Lampe leuchtet, stillen wir, wenn die Lampe aus ist, dann stillen wir nicht, sondern schlafen/machen eine Stillpause etc.*").

- Während der stillfreien Zeit stillst du die Bedürfnisse deines Kindes nun auf andere Art und Weise. Du kannst dein Kind daher kuscheln, streicheln, tragen etc. Achte allerdings darauf, dass oft der zunächst leichteste Weg nicht immer der langfristig sinnvollste Weg ist. Solltest du an dieser Stelle (weil es euch am leichtesten fällt) das Stillen also zum Beispiel 1:1 mit dem Pezziball ersetzen, dann ergibt sich im zweiten Schritt daraus nicht selten die Problematik, dass dein Kind zwar nachts weniger gestillt wird, aber eine andere sehr aufwendige Einschlafhilfe benötigt. Der Fokus sollte daher hier auf einem Einschlafen im Bett im Liegen gelegt werden bzw. zumindest Schritt für Schritt dorthin bewegt werden.
- Als Zwischenschritt hin zu einer entspannten Weiterschlafsituation kann hier das Wissen aus der sanften Entwöhnung Anwendung finden. Solltest du das Gefühl haben, dass der Schritt vom nächtlichen Stillen hin zu einem stillfreien Einschlafen im Liegen für dein Kind zu groß ist, ist es durchaus eine Option, in der stillfreien Zeit zunächst nur den letzten Schritt des Einschlafens von der Brust zu entkoppeln und damit aus einer etwas einfacheren Ausgangsposition heraus sich schrittweise in eine entspanntere Schlafsituation zu begeben. Rechne hier mit mindestens 3 bis 5 Tagen, bis dein Kind sich ein wenig in die Situation einfindet und in der Regel circa 2 bis 4 Wochen, bis die Schlafbegleitung verinnerlicht wurde.

Räumliche Beschränkung

Eine alternative Möglichkeit, dein Kind nachts abzustillen bzw. das Stillen zu reduzieren, ist die Umsetzung einer räumlichen Trennung. In ihrer ursprünglichen Umsetzung beruht sie auf einem Konzept von 1001kindernacht®. Ziel dabei ist, dass ein Kind in der gesamten Schlafsituation (zunächst) nicht mehr gestillt wird. Hier wird (anders als bei der zeitlichen Beschränkung) an der Einschlaf- und Weiterschlafsituation als Ganzem angesetzt. So soll dem häufigen Kern der nächtlichen Stillsituation – der Verknüpfung des Stillens mit dem Schlafen – begegnet werden. Ziel ist daher eine Veränderung der kompletten Einschlaf- und Weiterschlafsituation, um so eine möglichst eigenständige Verknüpfung der Schlafzyklen zu erreichen.

Das Konzept der räumlichen Trennung war zunächst dazu gedacht, ein Kind nachts komplett abzustillen und damit auf ein Stillen in der Schlafsituation zu verzichten. In abgewandelter Form kann es aber auch sehr gut dafür genutzt werden, das Stillen in der Nacht zu reduzieren. Welches Ziel hier für dich Anwendung finden kann, ist abhängig von eurer bisherigen Situation und dem Alter bzw. Entwicklungsstand deines Kindes.

PRAKTISCHER QUICKIE: SO KANNST DU BEI DER RÄUMLICHEN BESCHRÄNKUNG VORGEHEN

- Vor dem abendlichen Zubettgehen (du kannst die Methode natürlich auch tagsüber anwenden) stillst du dein Kind noch einmal ausgiebig in einer anderen räumlichen Situation als dem Bett (z. B. auf dem Sofa oder einem Sessel – bestenfalls außerhalb des Schlafzimmers). Hierbei beginnst du spätestens dein Kind in den Prozess einzubeziehen, indem du ihm das weitere Vorgehen erklärst (*„Du kannst hier jetzt noch einmal ganz in Ruhe stillen. Im Bett stillen wir dann nicht mehr/kuscheln wir nur noch.“*). Damit stellst du es auf eine Veränderung ein. Gerade ältere Kinder darfst und solltest du auch gerne schon früher einbeziehen. Zum Beispiel, indem du deinem Kind bereits tagsüber die Funktion eurer Stillecke erklärst und du deinem Kind räumlich mehrfach deutlich machst, wo und wo nicht mehr gestillt wird. **Aber völlig unabhängig vom Alter deines Kindes:** Erkläre ihm, was du tust. Es wird schnell verstehen, was hier genau passiert.

- In der nun neuen Stillsituation auf dem Sofa/Sessel soll dein Kind nicht an der Brust einschlafen, sondern lediglich zur Ruhe kommen und entspannen bzw. noch einmal für die Nacht Muttermilch trinken. Dieses neue Stillritual dürft ihr beide genießen und noch einmal richtig ausleben. Es soll also kein schnelles Stillen zwischen Tür und Angel sein, sondern euer neues gemütliches Abendritual.
- Im Anschluss kannst du mit deinem Kind wie gewohnt in die gemeinsame Schlafsituation gehen. Dabei solltest du darauf achten, dass du deinem Kind eine Schlafumgebung bietest, in der du ihm genügend Körperkontakt geben kannst. Geeignet ist also das Familienbett, ein Beistellbett oder auch eine andere gemeinsame Schlafmöglichkeit. Schwer umsetzbar ist dieses Konzept mit einem gewöhnlichen Gitterbett, denn hier wird sich dein Kind vermutlich schwertun zur Ruhe zu finden, ohne den direkten Kontakt zu dir zu haben.
- In dieser Schlafsituation begleitest du dein Kind nun von Beginn an auf andere Art und Weise. Dabei sollte der Fokus darauf liegen, dein Kind im Laufe des Prozesses in der Liegeposition mit Körperkontakt in den Schlaf zu begleiten. Denn nur so findet ihr eine alternative Einschlafgewohnheit, die euch auch nachts die Möglichkeit eröffnet, euer Kind auf entspannte Art und Weise im Bett in den neuen Schlafzyklus zu begleiten.
- In der Regel wird dein Kind diese neue Form des Einschlafens nicht von Beginn an annehmen. Sollte es deutlich die Brust fordern, erklärst du ihm erneut, dass ihr hier im Bett jetzt nicht mehr stillt. In dieser für dein Kind neuen Situation darf es auch Emotionen zeigen und zum Beispiel weinen oder wütend sein. Begleite es feinfühlig durch diese Phase.

- Möglicherweise lässt sich dein Kind aber auch gar nicht beruhigen in dieser Situation, steigert sich hinein oder kommt nicht mehr zur Ruhe, auch wenn du es in den Arm nimmst, ihm Körperkontakt anbietest und mit ihm sprichst. In diesem Fall kannst du deinem Kind nun schrittweise entgegenkommen. Überlege dir dazu bereits im Vorfeld einige Back-ups, die du deinem Kind als Alternative anbieten kannst. Dies könnten in dieser Reihenfolge zum Beispiel sein: im Bett auf den Arm nehmen und ein wenig hin und her wiegen, eine Weile im Raum herumtragen, etwas zu essen/zu trinken anbieten, den Papa einbeziehen in die Begleitung oder als letzte Möglichkeit dein Kind wieder in der Situation von abends (z. B. auf dem Sofa) zu stillen. Ziel sollte dabei nicht sein, dass dein Kind in diesen alternativen Situationen sofort einschläft, sondern sich entspannen kann und zur Ruhe kommt. Dabei sollte das Stillen auf dem Sofa nur der letzte Ausweg sein.
- Hab Vertrauen in euch und gib deinem Kind auch die Möglichkeit neue Wege zu finden und schrittweise anzunehmen.
- Im Bett gehst du dann wieder mit deinem Kind in die Schlafsituation und beginnst von Neuem. Dies wird in den meisten Fällen dazu führen, dass ihr eine lange und etwas unruhige Einschlafbegleitung haben werdet, denn es finden sicherlich einige Situationsänderungen statt und dein Kind wird sich zu Beginn vermutlich schwertun zur Ruhe zu kommen.
- Bedenke aber, dass du durchgehend für dein Kind da sein kannst. Immer, wenn du als Mama das Gefühl hast, dein Kind oder auch dich zu überfordern, gehst du ihm wieder einen Schritt entgegen. Es kann also durchaus in den ersten Tagen auch dazu kommen, dass du dein Kind noch mehrmals im Prozess auf dem Sofa stillst – aber eben nicht zum Einschlafen, sondern um zur Ruhe zu finden.
- Das gleiche Vorgehen wie beim Einschlafprozess kannst du nun auch nachts beim Aufwachen deines Kindes umsetzen. Die Nacht kann dann mit einer weiteren Stillmahlzeit am Morgen in der üblichen Stillsituation (z. B. Sofa) beendet werden, um gestärkt in den Tag zu starten. So findet dein Kind auch ein positives Ende der Nacht und erfährt, dass die nächtliche Pause begrenzt ist.

- In der Regel kannst du mit 3 bis 5 schwierigen Nächten rechnen. Mit „schwierig" meinen wir viele Positionswechsel, viel Unruhe, ein langer Einschlafprozess, nicht aber, dass dein Kind stundenlang schreit. Das soll bitte niemals der Fall sein. Denn sobald du merkst, dass dein Kind die Situation noch nicht annehmen kann und es ihm zu schwerfällt, darfst und sollst du ihm jeweils nach deinem Gefühl einen Schritt entgegenkommen. Erfahrungsgemäß dauert es etwa 2 bis 4 Wochen, bis dein Kind diese neue Form des Ein- und Weiterschlafens vollständig angenommen hat und es ihm damit leichter fällt, seine Schlafzyklen immer öfter auch ohne deine Hilfe miteinander zu verknüpfen.
- Wenn du in diesem Zeitraum merkst, dass einige Stillmahlzeiten in der Nacht noch aufgrund von Hunger stattfinden, kannst du dir nun auch überlegen diese Stillmahlzeiten (die ja nicht mehr genutzt werden, um in den nächsten Schlafzyklus zu wechseln) wieder langsam zurück ins Bett zu verlegen, um hier wieder mehr Ruhe in die Schlafsituation zu bringen.

Keine Angst vor dem Wachwerden

Eine häufige Sorge der Eltern ist die, dass das Kind bei einer Veränderung der nächtlichen Schlafsituation nachts plötzlich aufwacht und sich schwerer tun wird, wieder in den Schlaf zu finden. Denn bislang hat man vermutlich immer den „leichtesten" Weg gewählt, indem man alles getan hat, damit das eigene Kind möglichst gar nicht richtig wach wird oder zumindest so schnell wie möglich wieder einschläft. Und dafür war das nächtliche Stillen oder Tragen oder Fläschchen geben perfekt, weil viele Kinder auf diese Weise schnell wieder in den nächsten Schlafzyklus finden.

Den Fokus verändern

Es sollte dir vorher klar sein, dass sich eine Schlafsituation durch eine Veränderung der Ein- und Weiterschlafgewohnheit fast immer erst einmal zunächst verschlechtert. Weil dein Kind ja zunächst mit der neuen Situation lernen muss umzugehen und zu Beginn eben noch nicht ohne Probleme nachts sofort weiterschläft. Es ist also völlig normal, dass dein Kind in solchen Prozessen nachts auch mal wach wird. Deshalb ist es, unabhängig davon für welches Vorgehen du dich entscheidest, unglaublich wichtig, dass du mit einem neuen Fokus an die ganze Sache herangehst. Denn dein Kind wird sich nur in neue Schlafsituationen einfinden, wenn es dies auch ganz bewusst tut. Deshalb wird es nicht zu vermeiden sein, dass dein Kind nachts mal wach wird und nicht sofort wieder in den Schlaf findet.

Fokus bisher: *„Wie kann ich mein Kind möglichst ohne aufzuwachen, so schnell wie möglich wieder zum Schlafen bringen?“*

Fokus jetzt: *„Wie kann ich mein Kind (auch wenn es dabei wach wird/auch wenn es länger dauert) ohne die gewohnte Schlafbegleitung (zum Beispiel Stillen, Tragen, Fläschchen) wieder zum Schlafen bringen?“*

Nicht jede Veränderung funktioniert

Wenn du während eurer Veränderung auf starke Gegenwehr und Protest deines Kindes stößt und ihr einfach nicht weiterkommt, dann ist es vielleicht gerade nicht das richtige Zeitfenster. Möglicherweise braucht dein Kind gerade jetzt besonders viel Sicherheit oder tut sich aus anderen Gründen besonders schwer mit einer Neuerung. In diesem Fall kann eine Veränderung viel mehr Frust und Angst bei deinem Kind auslösen, als du zulassen möchtest. Es wäre dann zu überlegen, die geplante Umstellung um einige Wochen zu verschieben. So hast du nicht das Gefühl, in einer endlosen Warteschleife zu stecken und keinen Ausweg zu finden.

Du hast es probiert und dein Kind hat keinerlei Anzeichen für eine Kooperation gezeigt. Das kommt tatsächlich manchmal vor und frustriert Eltern natürlich. Sei nicht enttäuscht – auch eure Zeit für eine Veränderung wird kommen. Du hast bereits einen Plan, hast dich mit dem Thema befasst und wartest jetzt noch auf den passenden Augenblick.

Hab etwas Geduld. Gib vor allem nicht komplett auf, sondern verschiebe dein Vorhaben auf später! So behältst du das Ziel vor Augen und das nimmt dir ein bisschen Frust über die weiterhin bestehende Situation.

DIE KINDGERECHTE SCHLAFUMGEBUNG

Wenn man an ein schlafendes Baby denkt, dann hat man vor der Geburt des eigenen Kindes häufig dieses ganz klassische Bild vor Augen: Das Baby liegt seelenruhig in seinem Bettchen und schläft, bewacht von Kuscheltier und Babyfon. Und dann kommt nicht selten alles anders: Das Kinderbettchen wird als Ablage für Windeln und alles, was man sonst noch in der Nacht brauchen könnte, genutzt, und das Baby denkt nicht im Traum daran auch nur ein paar Zentimeter von dir weg zu rücken. Du bist nicht allein mit dem Thema – so viel steht fest.

Zunächst einmal möchten wir dich in diesem Kapitel auffordern, mal ganz offen an eure Schlafsituation heranzugehen. Oftmals hat man bei diesem Thema das Gefühl, man müsse sich zwischen jahrelangem Schlafen im Familienbett oder dem sofortigen Ausquartieren des Kindes ins eigene Zimmer entscheiden. Dabei gibt es doch so viele Möglichkeiten dazwischen und es ist nicht immer alles schwarz und weiß.

Kindgerechte Schlafumgebungen

Schauen wir uns dafür doch erst einmal die gängigen Möglichkeiten einer Schlafumgebung an:

Co-Sleeping: Co-Sleeping ist ein Überbegriff und beinhaltet verschiedenste gemeinsame Schlafmöglichkeiten von Familienmitgliedern in einem Raum. Es geht beim Co-Sleeping insbesondere darum, einem Kind Nähe zu schenken durch gemeinsames Schlafen und den damit verbundenen Körperkontakt. In den meisten Kulturen dieser Welt wird diese Form des Schlafens praktiziert – oftmals auch aus ganz praktischen Erwägungen, nämlich schlicht keiner anderen räumlichen Möglichkeit.

Aber auch in der westlichen Welt erfreut sich das Co-Sleeping mittlerweile wieder wachsender Beliebtheit, nachdem es lange Zeit wenig Anwendung fand. Co-Sleeping ist nicht an eine bestimmte Bettsituation gebunden. Sowohl das Familienbett, ein Beistellbett, eine selbst gebaute provisorische Matratzenkonstruktion auf dem Boden oder auch ein großes Kinderbett, in dem gemeinsam geschlafen wird, sind hier gängige Optionen.

Bedsharing/Familienbett: Bedsharing oder das Familienbett bezeichnet eine Schlafsituation, in der Familienmitglieder nicht nur in einem gemeinsamen Raum schlafen, sondern eine gemeinsame Schlaffläche teilen.

Eigenes Baby- oder Kinderbett: Neben dem gemeinsamen Schlafen besteht natürlich auch die Möglichkeit, ein eigenes Kinderbett zu etablieren. Auch hier darf man offen sein für verschiedene Möglichkeiten. Während das typische Gitterbettchen hier wohl die bekannteste Bettform ist, werden mittlerweile auch andere Arten von Kinderbetten immer beliebter. So können zum Beispiel Floorbetten mit einer größeren Matratze in Bodennähe eine Option sein. Ein eigenes Bett kann entweder im Zimmer der Eltern (so jedenfalls im ersten Lebensjahr die offizielle Empfehlung, das Kind im gleichen Zimmer schlafen zu lassen) oder im eigenen Kinderzimmer stehen.

Für welche Schlafsituation ihr euch auch entscheidet: es muss für euch als Familie passen. Deshalb solltest du auch bei diesem Thema nicht eure Situation mit der von anderen Familien vergleichen, denn eure Schlafsituation ist individuell. Vor allem solltest du aber auch dein Kind in diese Entscheidung einbeziehen. Während einige Babys schon wenige Tage nach der Geburt ohne viel Begleitung in ihrem eigenen Bettchen schlafen, brauchen viele Kinder sehr viel Körperkontakt.

Macht es euch daher nicht unnötig schwerer als es sein könnte in eurer Schlafsituation. Nicht immer ist das altbekannte Gitterbettchen die beste Option. Erfahrungsgemäß tun sich viele Kinder hier schwerer, entspannt in den Schlaf zu finden und nachts weiterzuschlafen – denn vielen fehlt der Körperkontakt und die damit verbundene Nähe und Sicherheit in der Schlafsituation. Hinzu kommt, dass die körpernahe Begleitung bei Gitterbetten schwer möglich ist: Die Gitter trennen Elternteil und Kind körperlich voneinander und somit ist nebeneinander liegen oder kuscheln schwer möglich. Oftmals müssen Eltern ihr Baby bzw. Kind tragend in den Schlaf begleiten und dann vorsichtig ablegen. Dieses Ablegen kann den Schlafprozess stören und führt nicht selten zum Aufwachen des Kindes. Macht es euch also nicht so schwer.

WISSEN SCHAFFT VERSTÄNDNIS: VORTEILE DES GEMEINSAMEN SCHLAFENS

Co-Sleeping beziehungsweise Bedsharing können dir und deiner Familie einige Vorteile bieten:

- Das gemeinsame Schlafen kann sich positiv auf die Stillbeziehung auswirken (siehe ausführlicher im Kapitel → „Stillen und Fläschchen in der Nacht").
- Eltern können schneller auf ihr Kind reagieren. Dadurch werden Kinder (und Eltern) oft gar nicht richtig wach, sondern schlafen nach kurzer Begleitung schnell entspannt weiter.
- Eltern müssen nachts in der Regel nicht aufstehen. Das führt zu einer ruhigeren Schlafsituation und alle bekommen mehr Erholung.

- Kinder schlafen oft auch an fremden Orten gut, weil ihnen die Eltern auch hier Sicherheit geben können.
- Die Schlafphasen von Müttern und Kindern können sich besser angleichen, sodass viele Mütter seltener aus dem Tiefschlaf gerissen werden.
- Bindungsbeziehung findet auch nachts statt. Ein gemeinsames Schlafen und die nächtliche Zuwendung durch die Eltern können sich positiv auf die Eltern-Kind-Bindung auswirken.
- Kinder schlafen in direktem Kontakt zu ihren Eltern oft ruhiger und entspannter und leiden seltener unter Ängsten, weil sie sich sicher und geborgen fühlen.
- Auch viele Eltern schlafen in unmittelbarer Nähe zu ihrem Kind ruhiger, weil sie sofort mitbekommen, wenn das Kind etwas braucht.

Sicher schlafen im ersten Lebensjahr

Zur Vermeidung des plötzlichen Kindstods sowie zur allgemeinen Sicherheit während des Schlafens solltest du im ersten Lebensjahr einige Sicherheitsempfehlungen beachten.

WISSEN SCHAFFT VERSTÄNDNIS: SIDS – DER PLÖTZLICHE KINDSTOD

Der Begriff SIDS (sudden infant death syndrome) wird verwendet, wenn ein schlafendes Kind ohne bekannte gesundheitliche Einschränkungen tot aufgefunden wird und die Todesursache nicht eindeutig festgestellt werden kann. Der plötzliche Kindstod kann bei Säuglingen im 1. Lebensjahr auftreten, am häufigsten im Alter zwischen 2 und 4 Monaten.

Die genauen Ursachen konnten bisher nicht eindeutig festgestellt werden, es wurden aber eine Reihe von Faktoren ausgemacht, die das Risiko eines plötzlichen Kindstods erhöhen. Auf der Grundlage dieser Risikofaktoren wurden Empfehlungen zum sicheren Babyschlaf in den letzten Jahrzehnten immer wieder überarbeitet. Auf diese Weise nahm die Häufigkeit des plötzlichen Kindstods in den letzten Jahren stark ab.

Die folgenden Sicherheitsempfehlungen haben sich in den letzten Jahren herausgebildet:

- Dein Baby sollte im 1. Lebensjahr im Elternschlafzimmer statt im eigenen Zimmer schlafen. Empfohlen wird ein eigenes Bett (zum Beispiel ein Beistellbett), aber auch eine gemeinsame Schlaffläche gilt als sicher, soweit einige Sicherheitsempfehlungen eingehalten werden (dazu gleich mehr).
- Dein Baby sollte auf einer festen Unterlage ohne Kissen, Tücher, Bettschlangen oder andere Utensilien schlafen, die seinen Kopf bedecken oder sich um seinen Hals legen könnten. Statt Decke und Kissen eignet sich daher ein Schlafsack. Auch sollte dein Kind keine Kopfbedeckung tragen.
- Dein Baby sollte in Rückenlage schlafen oder – sofern du es stillst – dir seitlich zugedreht schlafen. Die Bauchlage solltet ihr vermeiden.
- Ein wichtiger Schutzfaktor vor dem plötzlichen Kindstod ist das Stillen. Mit dem nächtlichen Stillen wird das Risiko um etwa 50 Prozent reduziert. Solltest du dein Kind nicht (mehr) stillen, wird ein Schnuller in der Nacht als Ersatz empfohlen, da das häufige Saugen die Atmung und Herztätigkeit deines Kindes verbessern kann.
- Die Raumtemperatur sollte nicht zu warm sein – bestenfalls sollte sie bei etwa 18 Grad liegen.
- Wenn ein Elternteil raucht, sollte dein Baby nicht mit dem rauchenden Elternteil in einem Zimmer schlafen. Die Ausdünstungen sind ein Risikofaktor für den plötzlichen Kindstod.

- Das Bett sollte so gesichert sein, dass dein Kind sich nicht verletzen kann durch Einklemmen oder Herausfallen.
- Möchtest du dein Kind pucken (so nennt man das feste Einwickeln des Kindes von den Schultern abwärts in ein Tuch oder einen Pucksack), dann sollte das nur so lange erfolgen, bis sich dein Kind drehen kann. Denn danach steigt die Gefahr, dass sich dein Kind aus einer Gefahrensituation nicht mehr eigenständig befreien kann.

Solltest du und/oder dein/e Partner*in den Schlafplatz mit eurem Kind teilen wollen (Bedsharing/Familienbett), dann sind neben diesen, immer zu beachtenden Sicherheitsempfehlungen außerdem die folgenden **Sicherheitsaspekte** zu berücksichtigen:

- Alle Familienmitglieder sollten auf der gemeinsamen Schlaffläche ausreichend Platz haben. Es wird empfohlen, dass jede*r eine Matratze zum Schlafen hat.
- Du und dein/e Partner*in dürfen nicht unter Alkohol-, Medikamenten- oder Drogeneinfluss stehen.
- Es wäre sinnvoll, auf eine Verteilung der Schlafplätze zu achten. Dein Kind sollte daher neben der betreuenden Bezugsperson schlafen und nicht zwischen den Eltern.
- Im 1. Lebensjahr sollten Geschwister und Haustiere nicht unmittelbar neben dem Baby liegen.
- Mehrlinge dürfen sich auch im 1. Lebensjahr bereits eine Schlaffläche teilen.

Finde die passende Schlafumgebung

Nachdem du jetzt einen kleinen Überblick über mögliche Schlafformen bekommen hast, geht es nun um euch: Was wäre die für eure Familie passende Schlafumgebung?

Und so viel vorweg: Diese Frage können wir dir nicht beantworten. Genauso individuell wie der Schlafcharakter eines Kindes ist, ist auch die passende Schlafumgebung von ganz unterschiedlichen Faktoren in jeder Familie abhängig. Aber so viel ist klar: **Die perfekte Schlafumgebung gibt es nicht.** Daher schau dir bei der Wahl einer passenden Schlafumgebung vor allem an, was ihr als Familie braucht. Welche Bedürfnisse prallen hier aufeinander, welche Wünsche habt ihr?

Gerade bei kleinen Kindern sollten die Bedürfnisse ernst genommen werden. Wenn du also ein sehr nähebedürftiges Kind hast, das viel Körperkontakt einfordert, dann wird ein Gitterbett im eigenen Zimmer voraussichtlich einfach nicht die richtige Schlafform für euch sein. Denn darin kannst du dein Kind weder gut in den Schlaf begleiten noch ihm nachts in schwierigen Situationen Körperkontakt schenken und damit die Bedürfnisse nach Sicherheit und Nähe befriedigen.

Habe immer vor Augen: Nichts ist für immer. Nur weil ihr euch jetzt als Familie dazu entscheidet, euer Kind bei euch schlafen zu lassen, weil es so am besten zur Ruhe findet und entspannter schlafen kann, muss das nicht ewig so bleiben. Ganz im Gegenteil: Kinder entwickeln sich weiter. **Bedürfnisse verändern sich.** Ein Baby, das mit 6 Monaten noch sehr nähebedürftig war und ganz viel Sicherheit benötigte, kann mit 1,5 Jahren schon an einem ganz anderen Punkt in seiner Entwicklung sein. Sei also immer offen für Veränderung – in beide Richtungen.

Gründe für eine Veränderung der Schlafumgebung

Wenn du merkst, dass eure Schlafsituation seit einiger Zeit nicht mehr gut zu euch als Familie passt, dann schau sie dir gern ganz offen an. Gehe dabei aber einmal weg von gesellschaftlichen Erwartungshaltungen und Stimmen, die von außen auf dich einprasseln. Denn ein Kind muss nicht etwa im eigenen Zimmer schlafen, um selbstständig zu werden oder sich gut entwickeln zu können.

Auch musst du keine Angst haben, dass dein Kind ewig bei Mama und Papa schlafen möchte. Wir haben noch kein Kind kennengelernt, das mit 15 noch unter Mamas Decke gekrochen ist. Und solche Themen wie der Umzug ins eigene Kinderzimmer sind oft viel einfacher umsetzbar, wenn man mit seinem Kind schon kommunizieren und mit ihm Veränderungen auf Augenhöhe besprechen kann. Das bedeutet nicht, dass du nicht auch bei kleineren Kindern ans Alleinschlafen denken darfst. Aber mach dich bei deiner Entscheidung frei von deinen, aus unserer Sicht, meist völlig unbegründeten Ängsten und Erwartungshaltungen. Dann werdet auch ihr als Familie eine Schlafumgebung finden, die gut zu euch passt.

Euer Hauptziel sollte immer sein: Alle Familienmitglieder sollten sich in der Schlafsituation wohlfühlen und entspannen können. Denn Schlaf ist ein körperliches Grundbedürfnis. Und zwar nicht nur für Kinder, sondern natürlich auch für Mama und Papa.

Der Umzug ins eigene Kinderzimmer

Jetzt hast du eure Schlafsituation einmal beobachtet und kommst zum Ergebnis: *„Ja – ich wünsche mir wieder mehr Freiraum in meinem Schlafzimmer.“* Vielleicht möchtest du wieder mehr Zweisamkeit mit deinem/r Partner*in oder kannst einfach nicht so ruhig und entspannt schlafen, wenn du dein Kind nachts in deiner Nähe atmen hörst? Diese Wünsche sind absolut legitim und damit bist du nicht allein. Nicht für jede Familie ist Co-Sleeping die geeignete Schlafumgebung für die ersten Lebensjahre.

Wenn du dich dazu entscheidest, dein Kind ins eigene Kinderzimmer umziehen zu lassen, dann beachte die von uns zusammengefassten aktuellen Sicherheitsempfehlungen. So wird insbesondere im 1. Jahr empfohlen, das Kind im Schlafzimmer der Eltern schlafen zu lassen.

Der richtige Zeitpunkt

So viel ist sicher: Den richtigen Zeitpunkt für den Umzug ins eigene Kinderzimmer gibt es nicht. Das ist so individuell wie der Schlaf deines Kindes. Aber es gibt zumindest Phasen, in denen es nicht so sinnvoll wäre. Zum Beispiel, wenn es gerade andere große Veränderungen in seinem Leben hat. Hier kann man an eine Kita-Eingewöhnung denken oder auch einen Abstillprozess. Aber auch wenn dein Kind sich gerade in einer Entwicklungsphase befindet, die durch große Trennungsangst geprägt ist, ist der Umzug ins eigene Kinderzimmer nicht die beste Idee. Zumindest dann nicht, wenn die Veränderung für dein Kind nicht so leicht anzunehmen ist.

Deshalb macht es euch nicht schwerer als nötig: Manchmal ist der Zeitpunkt einfach nicht passend. Dann mit Druck und Stress in so eine Situation zu gehen, bringt euch nicht weiter.

Ihr werdet merken, wenn der richtige Zeitpunkt für euch gekommen ist.

Schritt für Schritt, ohne Druck

Auch hier gilt wieder: Es gibt kein Pauschalrezept für einen Umzug ins eigene Zimmer. Es gibt Kinder, die von sich aus gerne in ihrem eigenen Bett und Zimmer schlafen möchten, andere brauchen nur eine kleine Einladung der Eltern und fühlen sich gleich wohl und andere tun sich sehr schwer mit so einer großen Veränderung.

Deshalb achte auf die individuellen Bedürfnisse deines Kindes. Braucht dein Kind gerade viel Nähe, dann erfülle ihm dieses Bedürfnis, auch wenn es zukünftig im eigenen Zimmer schläft. Hat dein Kind gerade Albträume? Dann versuche auf diese Ängste einzugehen und sie zu berücksichtigen, wenn du für dein Kind eine neue Schlafumgebung gestaltest. Und geh vor allem in eurem Tempo vor.

Vielleicht macht es Sinn, das eigene Zimmer erst einmal zum Tagschlaf zu etablieren und dann erst abends einzuführen. Oder ihr verlegt erst einmal die Einschlafbegleitung ins eigene Zimmer, holt euer Kind nachts aber erst einmal noch zu euch. Es gibt viele Mittelwege – versuche den für euch besten individuellen Weg zu finden.

PRAKTISCHER QUICKIE: PRAKTISCHE IMPULSE FÜR EINEN UMZUG INS EIGENE ZIMMER

Gerade solche Veränderungen sind sehr von eurer bisherigen Schlafsituation, dem Alter und Charakter deines Kindes und den äußeren Begebenheiten abhängig. Aber vielleicht kannst du für eure Situation etwas aus unseren folgenden Impulsen mitnehmen:

Beziehe dein Kind altersentsprechend mit ein
Lasse es je nach Alter die neue Bettwäsche oder das Bett mit auswählen und frage es aktiv, was es braucht, damit es dort gerne und entspannt schlafen kann. Vielleicht eine spezielle Nachttischlampe oder eine kuschelige Decke oder ein neues Kissen? Bei kleineren Kindern ist

das natürlich schwieriger, aber auch hier kannst du überlegen, was dein Kind brauchen könnte und ihm alles genau erklären.

In einfachen Situationen starten

Vielleicht fällt es deinem Kind zum Mittagsschlaf sehr viel leichter im eigenen Zimmer zu schlafen? Dann startet doch erst einmal damit, bevor ihr die ganze Nacht getrennt schlaft. Man kann sich seinem Ziel in Etappen nähern.

Gemeinsam ist besser als einsam

Dein Kind möchte nicht so wirklich gerne ins eigene Zimmer? Dann biete ihm doch erst einmal an, dort gemeinsam zu schlafen, um sich an die neue Schlafsituation langsam heranzutasten. Baut eine gemütliche Betthöhle oder macht ein Matratzenlager. So kann ein neues Zimmer gleich viel interessanter und gemütlicher für dein Kind werden. Und hab keine Angst, dass sich dein Kind daran gewöhnt, dass du jetzt für immer dort schläfst. Manchmal braucht es einen etwas weicheren Übergang, damit sich dein Kind mit der neuen Schlafsituation sicher und geborgen fühlen kann. Schritt für Schritt kann man sich dann aus der Situation zurückziehen.

Gerade jetzt ist eine Einschlafbegleitung so wichtig

Ein eigenes Zimmer darf nicht bedeuten, dass dein Kind von nun an auf Nähe und Geborgenheit verzichten muss. Denn gerade das ist doch so wichtig für ein entspanntes Schlafen. Begleite also auch hier dein Kind liebevoll und (wenn es das möchte) mit Körperkontakt in den Schlaf. Dafür dürft ihr auch im eigenen Zimmer verschiedene Schlafsituationen testen. Wie du bereits erfahren hast – es gibt eine Vielzahl an Schlafumgebungen. Gehe offen an die Situation heran.

Es muss nicht immer das Gitterbett sein

Im Gitterbett ist eine Einschlafbegleitung mit Körperkontakt nicht gut umsetzbar. Auch könnte sich dein Kind sehr von dir abgegrenzt fühlen, denn nichts anderes machen die Gitterstäbe. Wenn ein Gitterbettchen für euch passend ist und dein Kind es gut annimmt – dann ist daran überhaupt nichts auszusetzen. Aber sollte sich dein Kind schwertun, dann überlege welche Schlafmöglichkeit noch eine Option ist.

Hier haben sich große Matratzen auf dem Boden (damit das Kind nicht aus dem Bett fallen kann) oder Floorbetten sehr bewährt. So kannst du deinem Kind in Situationen, in denen es Nähe braucht (zum Beispiel in der Einschlafbegleitung oder auch, wenn es nachts wach wird), diese geben und so eine entspannte Schlafatmosphäre schaffen.

Dein Kind ist immer willkommen!
Ja – du wünschst dir, dass dein Kind in seinem Zimmer schläft. Das ist auch völlig legitim. Aber häufig ist dieser Wunsch eben nicht von heute auf morgen umsetzbar, sondern braucht Zeit und Vertrauen deines Kindes in die neue Schlafumgebung. Mach deinem Kind während der Veränderung also immer wieder klar, dass es zu dir kommen darf, wenn es dich braucht. Dass sein Zimmer kein Ort ist, in dem es sich abgeschoben und ausgeschlossen fühlt. Es sollte deinem Kind immer klar sein: Wenn es dich braucht, bist du für es da – auch nachts.

NACHTSCHRECK UND ALBTRAUM

Wenn Kinder ab zwei Jahren in der Nacht aufschrecken und schreien, dann steckt dahinter oft der Nachtschreck oder ein Albtraum. Viele Kinder haben phasenweise diese nächtlichen Schlafphänomene. Und genau für diese Situationen wollen wir dich stärken. Denn ein Nachtschreck kann Eltern in Angst und Hilflosigkeit versetzen. Und Albträume sorgen nicht selten dafür, dass dein Kind Angst vorm Schlafen bekommt. Von daher lernst du in diesem Kapitel die Unterschiede kennen und wir zeigen dir auf, wie du reagieren kannst.

Es ist 22 Uhr und die Eltern von Maren werden durch einen lauten Schrei geweckt. Sie springen auf und rennen ins Zimmer ihrer zweieinhalbjährigen Tochter. Maren sitzt mit aufgerissenen Augen aufrecht im Bett und schreit sich die Seele aus dem Leib. Die Eltern von Maren sind vollkommen überfordert und versuchen auf sie einzureden. Aber Maren reagiert nicht. Sie schreit und schreit und schreit. Marens Papa setzt sich neben sie und hält sie fest, allerdings kommt das bei Maren nicht an. Nach knappen 15 Minuten ist der Schreck vorüber. Maren wirkt ansprechbar und wach und weint. Sie hat sichtlich Angst, die Eltern auch. Sie beruhigen Maren, nehmen sie mit zu sich und versuchen sich vom Schreck zu erholen.

Am nächsten Morgen fragen sie Maren, die sprachlich schon sehr fit ist, ob sie weiß, warum sie im Schlafzimmer geschlafen hat. Maren kann diese und andere Fragen zu dieser Situation nicht beantworten, denn sie kann sich an nichts erinnern. Nach einem Gespräch mit einer Freundin, die zufällig Schlafberaterin ist, wissen die Eltern, dass dieses Phänomen als sogenannter Nachtschreck bezeichnet wird.

Die Eltern von Pascal werden um 2:45 Uhr von einem lauten Schrei ihres Sohnes geweckt. Sie springen ins Zimmer ihres dreijährigen Sohnes und sehen ein schreiendes und schwitzendes Kind, das am ganzen Körper zittert. Pascals Mama streichelt die Stirn ihres Sohnes ganz sanft und versucht ihn zu beruhigen. Pascal schaut seine Eltern an und weint. Er weint und erzählt von einem Monster, das ihn fangen wollte. Der Papa von Pascal nimmt ihn hoch, tröstet ihn und die Eltern nehmen Pascal zu sich ins Bett. Im Bett stammelt er noch etwas von Monstern aus dem Schrank und, warm eingekuschelt neben seinen Eltern, schläft er wieder ein. Am nächsten Morgen kann er ein bisschen was von seinem Traum berichten. Das Phänomen nennt sich Albtraum, neben dem Nachtschreck die häufigste Störung des Schlafes bei Kindern zwischen 2 bis circa 7 Jahren.

Was ist der Nachtschreck?

Dieses Phänomen tritt häufig bei Kindern ab ca. 2 bis ca. 6 Jahren auf. Am häufigsten erleben Kinder den Nachtschreck zwischen 4 bis 5 Jahren.

Betroffene Kinder schrecken in der Regel in der ersten Nachthälfte, ca. 1 bis 3 Stunden nach dem Einschlafen, auf und schreien laut, manche schlagen auch um sich. Häufiger haben die Kinder ihre Augen weit geöffnet, sind aber nicht wirklich wach. Sie wirken sichtlich aufgeregt, zeigen sich desorientiert, schwitzen und haben einen erhöhten Puls.

Dein Kind ist in diesem „Zustand“ nicht ansprechbar und lässt sich auch nicht wecken. Der Nachtschreck tritt meist in einer Tiefschlafphase auf, häufig dann, wenn dein Kind vom Tiefschlaf in eine aktivere Traumphase wechselt.

Da der Nachtschreck also in der Tiefschlafphase erlebt wird, kann sich dein Kind danach nicht daran erinnern. Meist dauert dieses Phänomen ca. 5 bis 15 Minuten und dein Kind schläft dann wieder schnell ein.

Gründe für den Nachtschreck

Es gibt Kinder, die häufiger einen Nachtschreck erleben, während andere nie davon betroffen sind. Bei vielen Kinder gehört dieses Phänomen von Zeit zu Zeit zu einer normalen Schlafentwicklung dazu. Wie du nämlich bereits erfahren hast, ist Schlafen ein Reifeprozess. Kinder in einem bestimmten Alter haben oft Schwierigkeiten, die Übergänge der einzelnen Schlafphasen so zu meistern, dass sie entspannt weiterschlafen. So kann es beim Wechsel aus einer Tiefschlafphase in eine Traumphase zu einem Nachtschreck kommen, wenn es zu einer Art Überreaktion des Gehirns kommt.

Aus diesem Grund ist der Nachtschreck keine psychische Erkrankung oder als Zeichen für Traumatisierungen des Kindes zu interpretieren, sondern ein **Phänomen der kindlichen Schlafentwicklung aufgrund der Reifung des Gehirns**.

Allerdings können **Stress und Übermüdung** dazu führen, dass dein Kind vermehrt von einem Nachtschreck betroffen ist. **Unvorhergesehene Veränderungen** oder **unverarbeitete Eindrücke** spielen auch häufig mit in die Situation hinein.

Was kannst du tun?

Tatsächlich kannst du gar nicht so viel tun, wenn dein Kind von einem Nachtschreck betroffen ist. Du solltest **keine Angst vor der Situation haben** und **nicht versuchen dein Kind aufzuwecken**. Während eines Nachtschrecks kannst du darauf achten, dass sich dein Kind nicht verletzt und sobald es sich beruhigt hat, kannst du ihm Nähe und Geborgenheit schenken. Vor allem aber ist es wichtig, dass du dich als Bezugsperson beruhigst und insgesamt versuchst ruhig zu bleiben und diese Situation entspannt zu begleiten.

Im Anschluss kannst du dir notieren, wann, wie lange und wie häufig ein Nachtschreck bei deinem Kind vorkommt. Wenn dies sehr häufig der Fall ist, dein Kind keinen erholsamen Schlaf mehr erlebt und du auch am Tag Veränderungen bei deinem Kind wahrnimmst, dann besprich eure Situation bitte mit deinem Kinderarzt oder deiner Kinderärztin. Normalerweise tritt der Nachtschreck eher vereinzelt auf, häufig zum Beispiel nach einem anstrengenden Tag.

Wenn du Sorge vor einem erneuten Nachtschreck hast, dann könnte es euch helfen, wenn ihr für eine bestimmte Zeit (einige Wochen) ein Familienbett etabliert oder ein Elternteil beim Kind schläft. Aber letztlich ist dies eher für dich als Elternteil hilfreich, da ein Nachtschreck nicht automatisch zu einer Angst vor dem Schlafen führen muss, wie zum Beispiel ein Albtraum. Denn dein Kind kann sich am nächsten Tag ja nicht einmal mehr an den Nachtschreck erinnern. Gemeinsames Schlafen könnte aber andere, eventuell emotionale Ursachen beheben. Es könnte somit präventiv wirken und ein wenig den Stress aus der Situation nehmen.

Kinder, die einen Nachtschreck erleben, haben häufig am Tag Neues erlebt, Stress gehabt, Eindrücke nicht verarbeiten können oder waren sehr übermüdet. Du kannst dein Kind in solchen Phasen versuchen emotional aufzufangen, zu begleiten und Sicherheit zu schenken, indem du ihm Nähe anbietest und bei ihm bist. Manchmal helfen auch die Etablierung eines geregelteren Tagesablaufs, mehr Ruhe am Tag und die Vermeidung von besonders stressigen Situationen. Diese Maßnahmen können auch für dich als Elternteil hilfreich sein, denn das Phänomen des Nachtschrecks hinterlässt oftmals Ängste bei den Eltern, was wiederum zu hektischen und stressigen Abenden führen kann.

Was ist ein Albtraum?

Albträume treten meistens in der zweiten Nachthälfte auf und sind Störungen des REM-Schlafs – finden also innerhalb einer Traumphase statt. Wenn du dich noch an das Kapitel erinnerst, in dem wir dir den Ablauf der Schlafentwicklung näher erläutert haben, dann weißt du vermutlich noch, dass wir in der zweiten Nachthälfte insgesamt mehr Zeit im Traumschlaf verbringen. Wenn Kinder einen Albtraum haben, dann wachen sie meist aus einer solchen Traumphase auf und zeigen sich verängstigt. Sie sind aufweckbar und können sich an ihrem Traum bzw. an die Situation erinnern.

Gründe für einen Albtraum

Träume, die Kindern Angst machen, kommen am häufigsten in einem Alter vor, in dem sich **Kinder in der magischen Phase** befinden, also ab ca. 2 bis ca. 6 Jahren. In dieser Zeit glauben viele Kinder an magische Wesen, wie zum Beispiel Monster, Hexen und Feen. Kinder können dann oft ihre Fantasievorstellung nicht von der Realität unterscheiden und glauben wirklich an diese Fabelwesen. Das kannst du als Elternteil auch nicht rational weg erklären, dafür besitzen Kinder in diesem Alter noch nicht die kognitiven Fähigkeiten.

Was kannst du tun?

Anders als beim Phänomen des Nachtschrecks erwacht dein Kind in der Regel nach einem Albtraum und kann sich an die Geschehnisse erinnern. Du kannst in der Situation selbst als Elternteil also aktiv etwas unternehmen: Du kannst deinem Kind Trost spenden, es begleiten und beim Einschlafen nach einem Albtraum unterstützen.

Ein erster Schritt ist, die Ängste deines Kindes ernst zu nehmen und nicht rational weg zu reden. Dein Kind wird deine logischen Erklärungen nicht verstehen können. Daher ist es sehr hilfreich, wenn du dich auf die Verstandsebene deines Kindes begibst und auch an Monster und Co. glaubst. Du zeigst deinem Kind Verständnis und suchst mit ihm nach Möglichkeiten zum Selbstschutz. Dazu gibt es einige Möglichkeiten, die du in euren Alltag integrieren kannst:

1. **Bastelt ein freundliches Monster**. Dieses nette Monster wird der/die Freund*in deines Kindes und wohnt am Fenster. Das freundliche Monster zeigt allen anderen Monstern, dass hier schon ein Monster wohnt. Gleiches könnt ihr auch für andere magische Wesen machen, je nachdem, vor was sich dein Kind fürchtet. Nehmt dazu die Lieblingsfarben deines Kindes, tolle Sticker, Glitzer usw., sodass dein Kind keine Angst vor dem Monster haben muss.
2. Im zweiten Schritt besetzt ihr die **Monster mit positiven oder menschlichen Eigenschaften**. Erzähle deinem Kind, dass das Monster z. B. immer ganz viel kichern muss, wenn es Bienen fliegen sieht. Oder dass Monster Angst vor kleinen Ameisen haben, weil die so stark sein können, wie dein Kind usw. Sucht euch aus, was das Monster am liebsten isst und trinkt und welche Spiele es besonders gerne mag.
3. **Bastelt euch ein Monsterabwehrspray**, mit oder ohne Duft und mit oder ohne Glitzer. Dabei ist eurer Kreativität keine Grenze gesetzt. Dieses Spray sprühst du abends, bevor dein Kind

schlafen geht, in die Ecken des Zimmers und stellst es auf den Nachttisch deines Kindes.

4. **Monster vertreiben:** Gemeinsam übt ihr einen Spruch oder eine Abwehrhaltung: „*Monster geh weg! Ich bin stark wie ein Löwe!*“ mit einer Stopp-Geste. Versuche deinem Kind aufzuzeigen, dass es stark ist und sich beschützen kann.
5. Ein **Nachtlicht** kann beim Einschlafen helfen und in der Nacht deinem Kind zur Orientierung dienen, wenn es Angst hat oder wenn es zu euch laufen möchte. Achtet bei der Auswahl darauf, dass es nicht zu hell ist und nur gedimmtes Licht erzeugt, es leicht zu bedienen ist und bestenfalls nach einiger Zeit sogar von allein ausgehen kann.
6. **Traumfreund*in:** Diesen kleinen Helfer könnt ihr mithilfe eines passenden Bilderbuchs etablieren oder erfinden. Ein/e Traumfreund*in kann ein Kuscheltier sein, eine Geschichte, die ihr gemeinsam erfindet oder die aus einem Buch stammt. Diese/r Freund*in erscheint im Traum deines Kindes und hilft ihm beim Abwehren der angsteinflößenden Fabelwesen. Ob dein Kind anschließend davon träumt oder nicht ist erst einmal nebensächlich. Wichtig ist vielmehr, dass dein Kind gestärkt und angstfrei einschlafen kann. Wenn es nämlich weiß, dass ihm im Traum ein/e Freund*in hilft, dann kann es sich sicherer und gestärkter fühlen.
7. **Monsterabwehr-Kuscheltier:** Auch ein Kuscheltier in Form eines Monsters kann helfen, deinem Kind die Angst zu nehmen. Natürlich kann deinem Kind auch jedes andere Kuscheltier stärkend zur Seite stehen.
8. **Zauberaufkleber an der Wand oder Zauberfarbe auf dem Bettrahmen** können deinem Kind auch helfen. Wenn es davon ausgeht, dass diese magisch bzw. verzaubert sind und das Zimmer, die Wohnung oder das Haus vor Monstern und Co. beschützen können, dann kann dies deinem Kind Sicherheit schenken. Manchmal hilft auch ein Herzchen auf der Hand deines Kindes

und auf deiner, das – wie bei einer Trennung am Tag – auch am Abend eine große Hilfe und Trennungsbrücke darstellen kann.

9. **Zauberbettdecke:** Du kannst deinem Kind auch erzählen, dass die Bettdecke verzaubert ist und jedes Monster, jede Hexe oder ähnliches fernhält. Dazu kannst du dir eine Geschichte ausdenken oder sogar die Decke mit einem ganz leichten Duft besprühen, damit dein Kind die Magie förmlich riechen kann.
10. Etabliert einen **Zauberspruch**, den ihr jeden Abend gemeinsam aufsagt oder den dein Kind selbstständig in der Nacht aufsprechen kann.
11. **Schlafumgebung:** Gestalte mit deinem Kind die Schlafumgebung so, dass sich dein Kind maximal sicher fühlt. Und wenn ihr am Ende ein Stopp-Schild vor dem Bett oder an der Tür kleben habt – wichtig ist, dass dein Kind die Umgebung mitgestaltet und das Sicherheitsgefühl deines Kindes gestärkt wird.
12. **Traum malen:** Um zu verstehen, was dein Kind geträumt hat und was ihm Angst macht, kannst du den Traum durch dein Kind aufmalen lassen oder selbst malen und dein Kind erzählt dir die Einzelheiten, an die es sich erinnert. Auf diese Weise kannst du versuchen, die Ursache der Ängste herauszufinden und schon am Tag entsprechend etwas verändern.
13. **Medienkonsum reduzieren:** Oftmals haben die Kinder etwas im Fernsehen, am Tablet oder Handy gesehen, ein Hörspiel gehört oder ein Buch gelesen beziehungsweise Bilder angeschaut, die ihnen Angst machen. Wenn du weißt, welche Serie, welches Hörspiel oder Buch es war, dann könnt ihr natürlich speziell auf diese Geschichte verzichten. Solltest du das Gefühl haben, dass dein Kind gerade in der magischen Phase steckt und auf Geschichten sensibel reagiert, dann kann es auch hilfreich sein, den Medienkonsum insgesamt zu reduzieren und eine Vorauswahl an Büchern, Hörspielen usw. zu treffen. Schau dir die Bücher und Medien immer erst gemeinsam mit deinem Kind an und achte auf dessen Reaktionen. Besprich das Gesehene und

Gehörte mit deinem Kind und hilf beim Verarbeiten, durch zum Beispiel Nachspielen des Gesehenen oder Malen lassen.

14. **Erlebtes gemeinsam besprechen und beim Verarbeiten helfen:** Es kann für dein Kind hilfreich sein, wenn ihr vor dem Zubettgehen alle Tageseindrücke und Erlebnisse besprochen habt, damit es die Möglichkeit hatte seine Eindrücke zu verarbeiten. Dazu zählt auch ein anstrengender Kindergartentag, Sport oder der Nachmittag bei der Oma. Frag dein Kind am Abend, was am Tag los war, wann es sich gefreut oder geärgert hat. Hilf ihm die Gefühle vom Tag zu verarbeiten und die Geschehnisse loszulassen.
15. **Sicherer Hafen** auch in der Nacht: Wenn dein Kind wiederholt schlechte Träume hatte oder nach einem Albtraum ist es empfehlenswert, beim Kind zu schlafen oder dein Kind zu dir zu holen, um ihm beim Schlafen Geborgenheit und Nähe zu schenken. Es kann sein, dass dein Kind dann einige Zeit wieder mehr Nähe einfordert, weil es in der Nacht Angst hat. Dein Kind braucht in solchen Phasen wieder vermehrt ganz viel Sicherheit und Geborgenheit, um Schlafen wieder mit positiven Gefühlen zu verbinden, damit es dann angstfrei und entspannt alleine schlafen kann.
16. **Zeit miteinander verbringen:** Im abendlichen Ritual könnt ihr noch intensiv Zeit miteinander verbringen, euch austauschen, Zuwendung schenken, zuhören, miteinander lachen, kuscheln oder ein ruhiges Bindungsspiel umsetzen.
17. **Herausfinden, was hinter den Ängsten stecken kann:** Manchmal ist Stress oder sind Veränderungen im Tagesablauf oder in den Rahmenbedingungen der Grund für schlechte Träume und Ängste in der Nacht. Wenn dein Kind zum Beispiel länger in die Kita geht und somit über längere Zeit Trennungen zu dir überbrücken muss, dann kann sich das im Traum äußern. Denn Kinder verarbeiten ihre alltäglichen Eindrücke im Traum. Du kannst also versuchen die Veränderung oder die Ursache herauszufinden und nach Möglichkeit anzupassen.

Gegenüberstellung Nachtschreck versus Albtraum

Nachtschreck: Tritt **meist in der 1. Nachthälfte** auf. Kinder schrecken am häufigsten beim Übergang von der Tiefschlafphase in die Traumphase auf. Dein Kind kann laut schreien, umherschlagen, ist **nicht aufweckbar** und schläft meistens schnell wieder ein. Es **kann sich nicht an das Erlebte erinnern**. Wenn du dein Kind doch wecken solltest, zeigt es sich meist sehr ängstlich und desorientiert. Sei für dein Kind da und achte darauf, dass es sich nicht verletzt und im Anschluss an den Nachtschreck wieder entspannt weiterschlafen kann.

Albtraum: Tritt **eher in der 2. Nachthälfte** auf, während sich dein Kind in einer Traumphase befindet. Es wacht also aus dem aktiveren beziehungsweise leichteren Schlaf auf. Dein Kind kann verängstigt sein, schreien, weinen und ebenfalls um sich schlagen, ist aber **aufweckbar** und somit kannst du es liebevoll beruhigen und es begleiten. Dein Kind benötigt vermutlich mehr Zeit zum wieder einschlafen, da es Angst vor dem Trauminhalt hat, denn es wird sich **an den Traum erinnern** können.

KEIN KIND MUSS SCHLAFEN LERNEN!

Liebe Mama, lieber Papa, jetzt bist du schon ein Profi für den Schlaf deines Kindes, nach allem was du bisher gelernt hast. Aber eines möchten wir dir noch einmal ganz dringend mit auf den Weg geben: Dein Kind muss nicht lernen zu schlafen, denn es kann schon schlafen. Auch, wenn du manchmal mit deinen Kräften am Ende bist – es gibt immer (!) andere Lösungen als ein Schlaftraining. Denn eine Herangehensweise, die auf Beziehungsdistanz und Angst beruht, sollte kein Kind erfahren müssen.

Wenn du nach „Schlaftraining" googelst, wirst du eine Vielzahl an Plänen, Tipps und Umsetzungsformen finden. Eines haben alle gemeinsam: Es handelt sich bei ihnen um verhaltenstherapeutische oder Konditionierungs-Maßnahmen, die ursprünglich der Tierdressur entstammten. Sie haben das Ziel, dass ein Baby unabhängig von seinem Entwicklungsstand „lernt" ohne Hilfe ein- und durchzuschlafen. Dabei wird weder auf die Individualität und den Charakter des Kindes noch auf seine Bedürfnisse und Entwicklung Rücksicht genommen.

Nachdem du bereits einiges zum Thema Einschlafen und Durchschlafen sowie zur Schlafentwicklung allgemein erfahren konntest, dürfte dir klar sein, dass ein solches Vorgehen bei einem Kind in der Regel zu großem Widerstand führen wird. Und das aus gutem Grund. Denn ein Kind möchte Nähe und Sicherheit, um gut und geborgen schlafen zu können. Es zum Alleinschlafen zu trainieren hat aber überhaupt nichts mit Sicherheit zu tun, sondern **verstärkt das Trennungsgefühl für ein Kind zusätzlich**.

Was du über Schlaftrainings wissen solltest

Es gibt unterschiedliche Formen von Schlaftrainings. Die hierzulande bekannteste Trainingsform ist die sogenannte Ferber-Methode. Dazu wird ein Baby abends allein in sein Bettchen gelegt und nach einem festen Zeitplan schreien gelassen. Die Eltern dürfen während dieser Warte-/Schreiphasen immer wieder kurz zu ihrem Kind gehen, es aber nicht aus seinem Bett nehmen.

Die „Behandlung" wird so lange (normalerweise mindestens 2 Wochen) durchgeführt, bis das Kind die neuen Bedingungen akzeptiert. Normalerweise muss ein solches Training mehrmals durchgeführt werden, weil Kinder bei neuen Entwicklungsschritten häufig wieder vermehrt die Nähe der Eltern einfordern. Bei einem mobilen Kind klappt das ins Bett legen häufig nicht mehr, sodass sogar teilweise die Türen zugehalten oder abgeschlossen werden.

Neben der Ferber-Methode wird insbesondere in den USA auch häufig die sogenannte Cry-it-out-Methode angewandt. Wie der Name schon deutlich macht, geht diese Methode sogar noch ein Stück weiter (was die Ferber-Methode keinesfalls als harmlos darstellen soll). Hier werden Kinder also in aller Regel lange Phasen am Stück allein schreien gelassen, bis sie irgendwann vor Erschöpfung einschlafen.

Was sagt die Wissenschaft dazu?

Es gibt immer noch recht viele Berufsgruppen, die Eltern die Ferber-Methode empfehlen, ohne sie näher darüber aufzuklären. Ältere

Studien haben gezeigt, dass ein Schlaftraining (z. B. Cry-it-out) – was das selbstständige Einschlafen betrifft – wirksam sein kann. Im Grunde sind solche Resultate auch einfach nachzuvollziehen: Wenn ein Kind nach seinen Eltern schreit oder weint und mehrmals die Erfahrung macht, dass niemand kommt, dann stellt ein Kind dieses Verhalten (Bindungsverhalten) wieder ein. Nicht, weil es verstanden hat, dass die Eltern im Wohnzimmer oder vor der Türe sind und es von dort aus „beschützen" und somit alles gut ist, sondern weil das Kind irgendwann auch körperlich nicht mehr dazu in der Lage ist zu schreien.

Das „Notfallsystem" wird eingeschaltet und das erschöpfte Kind schläft ein. Nach mehrstündigem Geschrei kann es dann durchaus sein, dass ein Kind längere Zeit am Stück schläft, einfach weil es körperlich und emotional so erschöpft ist, dass es sich ausruhen muss. Diese Gegebenheit wird dann von einigen falsch interpretiert und als Erfolg gefeiert.

Die Wissenschaft ist sich uneinig

Aus diesem Grund werden Schlaftrainings häufig als gute Möglichkeit dargestellt, weil Studien keine negativen Auswirkungen des Schlaftrainings auf ein Kind nachweisen konnten. Allerdings muss man dabei berücksichtigen, welche Folgen und Auswirkungen betrachtet wurden. **Ein Schlaftraining basiert auf Trennung statt auf Beziehung**. So werden bei dieser Art von Training die Grundbedürfnisse von Kindern nach Nähe und Sicherheit ignoriert und missachtet.

Stress in der frühen Kindheit – und ein Schlaftraining bedeutet Stress für ein Kind – kann sich auf die kindliche Entwicklung auswirken. Anhaltender Stress in der frühen Kindheit kann die Funktionsweise des kindlichen Gehirns beeinträchtigen und sich negativ auf spätere Stressreaktionen auswirken. Wenn ein Kind über mehrere Tage bis Wochen beim Einschlafen und in der Nacht überhört und nur „halbherzig“ begleitet wird, dann beeinflussen diese Erfahrungen mit einer hohen Wahrscheinlichkeit das Kind (z. B. das Selbstbild eines Kindes, ob und wie ein Kind seine Bedürfnisse mitteilt oder wie ein Kind mit seinen Gefühlen umgeht). Mit „halbherzig“ meinen wir die Umsetzung diverser Begleitungsvorgaben, wie etwa, dass die Eltern das Kind nicht hochnehmen sollen, sondern nur ruhig und zu bestimmten Zeiten auf das Kind einreden dürfen oder dass der Elternteil mit einem Stuhl entfernt vom Bett sitzen soll und dem Kind auf diese Weise „Sicherheit“ signalisieren darf, aber es nicht anfassen soll usw.

Wo hat Schlaftraining seinen Ursprung

Schlaftrainings haben ihren Ursprung in einer Zeit, in der man Kinder nicht verweichlichen wollte und der Auffassung war, dass Kinder ihre Eltern von Anfang an manipulieren und daher hart erzogen werden müssten. Zu diesen Zeiten hat man sich wenig um die Gefühle von Kindern und deren psychische Gesundheit Gedanken gemacht, da der Fokus auf dem gezeigten Verhalten und der Leistung lag. Heute ist das zum Glück anders!

Heute weiß man, dass Bindung, Beziehung und eine liebevolle Begleitung in der Kindheit viele Vorteile für einen Menschen haben. Aus der Bindungstheorie wissen wir beispielsweise, dass Kinder, die sich sicher und geborgen fühlen, ihre Umgebung entspannter entdecken können. Dass diese Kinder von sich aus und in ihrem Tempo ihre Entwicklungsschritte gehen können. Wenn Kinder getröstet und begleitet werden, wenn sie weinen, dann erhalten sie eine Vorstellung davon, wie eine Regulierung von Gefühlen aussehen kann und wie sie sich beruhigen können. Durch die Regulierungsunterstützung enger Bezugspersonen lernen Kinder, sich selbst zu beruhigen.

Schlaftraining hat Nachteile

Das Durchführen eines Schlaftrainings ist wie ein Leck in der Eltern-Kind-Beziehung, vor allem dann, wenn die Eltern im Alltag sonst auf die Signale des Kindes reagieren. Denn dieses auf einmal unterschiedliche Verhalten kann Kinder sehr verunsichern. Warum werde ich tagsüber liebevoll von meinen Eltern in den Arm genommen und getröstet, aber wenn ich nachts Hilfe benötige, kommt niemand?

Hinzu kommt, dass kleine Kinder noch kein Zeitgefühl haben. Wenn die Eltern also auch nur 4 bis 7 Minuten vor der Türe warten, weil das so in einem vorgefertigten Schlaftrainings-Plan steht, dann können diese wenigen Minuten sich wie viele Stunden anfühlen. Kinder sind in dieser Trennungszeit oftmals großen Ängsten ausgesetzt und erleben dabei enormen Stress. Solche Maßnahmen können dazu führen, dass die sonst relativ gefestigte und klare Eltern-Kind-Beziehung einen Knacks erhält und somit beide Parteien stark verunsichern.

Uns ist klar, dass viele Eltern sich den Folgen eines Schlaftrainings nicht wirklich bewusst sind und dieses auf Empfehlung von Menschen durchführen, denen sie sonst vertrauen. Viele Eltern fühlen sich während der Durchführung sehr schlecht und viele werden danach lange von einem schlechten Gewissen geplagt. Diese Erfahrung haben wir zumindest in unseren Beratungen gemacht.

Aber es ist wie fast in jedem Bereich der Wissenschaft: Oftmals sind sich die Forscher uneinig. Dennoch sollte klar sein, dass alleiniges Schreien Stress für ein Kind bedeutet und langfristiger Stress negative Auswirkungen auf die Psyche und den Körper haben kann. Bei einem Schlaftraining schreien Kinder, weil sie gezwungen werden eine Trennung auszuhalten, obwohl sie keinerlei Strategien an der Hand haben, mit dem Trennungsschmerz zurechtzukommen.

WISSEN SCHAFFT VERSTÄNDNIS: SCHLAFTRAINING

Abhängig von der Betrachtungsweise könnte man behaupten, dass ein Schlaftraining wirksam ist. Ein Schlaftraining ist eine verhaltenstherapeutische Maßnahme, um ein unerwünschtes Verhalten (beim Einschlafen eine Begleitung benötigen) abzutrainieren. Die Herangehensweise basiert auf behavioristischen Ansichten. Das bedeutet, dass nur dem Verhalten des Menschen Aufmerksamkeit geschenkt wird und nicht den inneren psychischen Prozessen, wie zum Beispiel den Emotionen und mentalen Prozessen. Menschen sind allerdings so viel mehr als nur ihr Verhalten. Bei Kindern ist es wichtig, hinter das Verhalten zu blicken und zu verstehen, wieso ein Kind sich entsprechend verhält.

Ja, ein Schlaftraining wirkt bei vielen Kindern. Der Entwickler der Ferber-Methode (Schreien lassen in bestimmten zeitlichen Abständen und festgelegte Reaktionsvorgaben für die Eltern) distanziert sich mittlerweile selbst von einigen Aussagen und Altersangaben.

Wenn ein Kind über mehrere Tage hinweg ignoriert wird, die Ängste übersehen und nicht ernst genommen werden und auf eine Gefühlsäußerung keine kindgerechte Reaktion folgt, dann hört das Kind natürlich auf, sich mitzuteilen. Ein Kind merkt recht schnell, dass es nicht mehr gehört wird und dass es sinnlos ist zu weinen, da niemand kommt.

Nimmt eine solche Herangehensweise die Angst? Nein, natürlich nicht. Wie soll bitte ein zum Beispiel 9 Monate altes Baby verstehen, dass es im Dunkeln alleine im Zimmer sicher und geborgen ist? Diese kognitiven Sprünge macht ein Kind sicherlich nicht in einer extremen Stresssituation.

Ja, ein Schlaftraining kann kurzfristig funktionieren – je nachdem, welches Ziel Eltern haben. Emotional betrachtet ist ein Schlaftraining niemals kindgerecht und bindungstheoretisch betrachtet kann es das Urvertrauen zu den engsten Bindungspersonen zerstören.

Schlaftraining kann funktionieren – das ist der Preis

Stell dir vor, du bist ein 9 Monate altes Baby und bis zum heutigen Abend haben deine Eltern eigentlich auf all deine Signale reagiert. Sie kamen immer sehr zuverlässig, wenn du weintest oder Hilfe benötigt hast und sie haben deine Bedürfnisse rund um die Uhr erfüllt. In letzter Zeit fällt dir das Schlafen selbst schwer. Ständig wachst du auf und brauchst lange, um wieder einzuschlafen. Du merkst auch, dass deine Eltern dich nicht mehr wie gewohnt beim Einschlafen begleiten können. Erstens fällt es dir selbst schwerer dich zu entspannen und zweitens werden deine Eltern von Tag zu Tag ungeduldiger.

Gestern war Mamas Tante zu Besuch. Sie hat Mama ein Buch geschenkt, wovon Mama erst gar nicht begeistert war, aber sie hat mal darin herumgeblättert. Die Tante hat gesagt, dass du endlich mal allein ein- und auch durchschlafen müsstest. Und sie findet, dass deine Mama echt „fertig“ aussieht, aufgrund des Schlafmangels. *„Sowas gab `s bei uns früher nicht!“*.

Mama und Papa sind so verzweifelt mit der aktuellen Schlafsituation, dass sie den steifen Plan in diesem Buch wirklich ausprobieren wollen. Also legten sie dich heute Abend in dein Zimmer zum Schlafen – HALLO! Bis dato hast du noch nie in deinem Leben in deinem Zimmer geschlafen. Jetzt steht dort ein Gitterbett, das aussieht wie ein Gefängnis, in das Mama dich wach hineinlegte.

Du bist vollkommen verwirrt! Mama steht neben dir, ganz anders als sonst. Du weinst, sie will dich hochnehmen, dann zuckt sie aber doch zurück und steht einfach da. Sie versucht auf dich einzureden. In ihrer Stimme hörst du die Nervosität heraus und das macht dir Angst. Du stehst in diesem Bett und schreist so laut du kannst.

Hier steigen wir mal aus der Perspektive des Kindes aus und schauen uns beide Parteien genauer an.

Da ist auf der einen Seite das kleine Kind, das vollkommen außer sich und verwirrt ist. Auf einmal läuft die Einschlafbegleitung komplett anders ab als sonst. Anderer Raum, anderes Bett, keinerlei Nähe und kein Körperkontakt. Keine Reaktion auf die Tränen. Nichts. In dem kurzen Perspektivwechsel mag das vielleicht ein bisschen überspitzt dargestellt sein, aber was das Kind fühlt, nämlich Angst, Verwirrtheit und Panik, das ist echt. Das erlebt ein Kind wirklich, während es schreiend allein gelassen wird, ohne Reaktion seitens der Eltern.

Auf der anderen Seite steht die Mama, die sich ganz offensichtlich nicht wohl mit dieser Herangehensweise fühlt. Das ist doch auch sehr nachvollziehbar. Schließlich ist es ihr Baby, das sich dort die Seele aus dem Leib brüllt, vielleicht so sehr, dass es rot anläuft und sich fast übergibt. Und sie soll ihrem Baby den Trost, die Zuneigung und die Liebe verwehren, damit es schlafen lernt?

Was sich so schlecht anfühlt, kann nicht gut sein!

Gut zu wissen: *Der kurze Perspektivwechsel soll dir zeigen, dass ein Schlaftraining beziehungsweise das Schreien lassen weder dir noch deinem Kind guttut. Ja, ein Schlaftraining erreicht häufig ein Ziel, nämlich dass ein Kind mehrere Stunden, ohne zu schreien in seinem Bett liegt, aber es führt nicht dazu, dass dein Kind schlafen lernt und selbstständiger wird. Im Gegenteil.*

Das fühlt ein Kind beim Schlaftraining

Wenn ein Kind ignoriert wird, dann kann sich dies auf die Vertrauensbeziehung zwischen Elternteil und Kind auswirken. Wenn ein Kind ignoriert wird, dann lernt das Kind, seine Gefühle nicht mehr zu zeigen und auch nicht mehr mitzuteilen. Ein Kind lernt, dass enge Bezugspersonen – die Eltern – ihm keine Sicherheit schenken, wenn es nötig ist. Ein Kind lernt, auf sich selbst angewiesen zu sein.

Vor allem im 1. Lebensjahr sind die ersten Beziehungserfahrungen grundlegend für den späteren Beziehungsaufbau zu anderen Menschen. Sobald ein Baby ignoriert und mit seiner Angst und seinen Gefühlen allein gelassen wird, beginnt es, an sich und seiner Persönlichkeit zu zweifeln.

- Bin ich gut genug?
- Bin ich es wert getröstet zu werden?
- Mache ich etwas falsch?
- Habe ich das vielleicht sogar verdient?
- Bin ich liebenswert?

Das Selbstbild eines Kindes kann negativ werden. Kinder haben während eines Schlaftrainings Todesangst. Sie schreien um ihr Leben, da sie auf die Erwachsenen angewiesen sind. Denn ohne die Eltern sind Kinder nicht überlebensfähig. Kinder sind soziale Wesen und darauf ausgerichtet, die Beziehung zu ihren Eltern aufrechtzuhalten. Kinder wollen ihren Eltern gefallen und Kinder lieben ihre Eltern bedingungslos. Sie suchen die Fehler eher bei sich als bei den geliebten Eltern.

Bindungstheoretischer Hintergrund

Bindungstheoretisch lässt sich ein Schlaftraining nicht rechtfertigen, egal welche Form angewandt wird. Es ist ein großer Unterschied, ob dein Kind in deiner Anwesenheit weint oder alleine gelassen schreit: Also ob es Angst hat und du bei deinem Kind bist und Trost anbietest oder ob du dein Kind mit Absicht – auch wenn es nur wenige Minuten sind – mit seiner Angst allein lässt. Wenn ein Kind allein mit seinen Gefühlen zurechtkommen muss, dann wird dies nur ganz selten auch wirklich nachhaltig funktionieren. Selbst Erwachsene haben oftmals Probleme ihre Gefühle so zu regulieren, dass es für sie selbst und andere situationsangemessen ist, weil viele Erwachsene nie wirklich einen gesunden Umgang mit Gefühlen gelernt haben. Das wünschen wir unseren Kindern doch nicht.

Wenn du hier angelangt bist, dann hast du einiges über den Schlaf deines Kindes gelernt. Du verstehst nun, warum dich dein Kind auch in der Nacht braucht, warum eure Nächte vielleicht phasenweise ganz besonders schwierig sind und warum du trotzdem nicht auf ein Schlaftraining zurückgreifen solltest.

Wenn du aber trotz des neu gewonnenen Verständnisses und unserer Hilfestellungen in diesem Buch an deine Grenzen stößt, dann hole dir bitte Hilfe. Es gibt viele bindungsorientiert arbeitende Schlafberater*innen, die sich mit dir eure Schlafsituation ganz genau anschauen können. Denn manchmal sieht man als Eltern den Wald vor lauter Bäumen nicht. Und sei dir gewiss: **Es gibt immer eine bessere Lösung als ein Schlaftraining.**

ÜBER DIE AUTORINNEN

Uns beide verbindet vor allem eines: der Wunsch, Eltern über das kindliche Schlafverhalten aufzuklären und die Liebe zum Beruf als bindungsorientierte Schlafberaterin. Wir – Dominique und Caroline – haben unsere Ausbildung zur Schlafberaterin bei 1001kindernacht® abgeschlossen. Auf dieser Grundlage haben wir bereits viele tausende Familien zum Thema Baby- und Kleinkindschlaf begleitet.

Wir klären außerdem Eltern auf Instagram über die kindliche Schlafentwicklung und angrenzende Themenbereiche auf und geben Eltern in dem Zusammenhang hilfreiche und praktische Tipps. Caroline findest du unter @liebevoll.aufwachsen und Dominique unter @geborgengebunden.

Seit 2022 bilden wir Interessierte im Rahmen des BFB Instituts für bindungsorientierte Familienbegleitung GmbH zu ganzheitlichen bindungsorientierten Familienbegleiter*innen aus.

Ich, **Dominique Reimer,** bin 35 Jahre alt und wohne mit meiner fünfjährigen Tochter in Heilbronn. Ich habe Jura studiert und vor meiner Tätigkeit in der Familienbegleitung als Rechtsanwältin gearbeitet. Bereits vor und während meiner Schwangerschaft habe ich mich ausgiebig mit den Themen der bindungsorientierten Elternschaft, Stillen, Tragen und Schlafen von Babys und Kleinkindern beschäftigt. In meiner Elternzeit habe ich dann meine Leidenschaft zum Beruf gemacht und so zunächst eine Ausbildung zur Stillberaterin und Trageberaterin absolviert. Im Anschluss daran habe ich eine Ausbildung zur ganzheitlichen und bindungsorientierten Schlafberaterin bei 1001kindernacht® abgeschlossen. Ich bin zudem zertifizierte Fachkraft für babygeleitete Beikost sowie Hypnobirthing-Kursleiterin.

Seit 2018 begleite ich Familien auf ihrem Weg in eine bedürfnisorientierte und bindungsorientierte Elternschaft – vor Ort in Heilbronn und online. Ich biete Still- und Abstillberatungen, Schlaf- und Beikostberatungen sowie Online-Workshops, Webinare und E-Books zu diesen Themenbereichen an.

Ich, **Caroline Bechmann,** bin 36 Jahre alt und Mama von zwei Kindern. Ich bin staatlich anerkannte Erzieherin und Psychologin (Master of Science). Während meines Psychologiestudiums habe ich mich auf die kindliche Entwicklung und auf das Verhalten und Erleben von Kindern und Jugendlichen spezialisiert. Die Themen Bindung, bedürfnisorientierte Erziehung auf Augenhöhe und alles rund um empathische Elternschaft sind meine Herzensangelegenheiten. Auch die Arbeit als Erzieherin und somit mit Kindern hat mir schon immer sehr viel Freude bereitet und unfassbar viel gegeben – während meiner Tätigkeit als Erzieherin habe ich an vielen Fortbildungen teilgenommen. In meinem Studium habe ich mich zu Themen der bindungsorientierten Erziehung weitergebildet und während der Elternzeit ebenfalls die Ausbildung zur ganzheitlichen und bindungsorientierten Schlafberaterin bei 1001kindernacht® abgeschlossen.

Seit 2020 begleite ich Familien bindungs- und bedürfnisorientiert und berate zu allen Themen rund um die kindliche Entwicklung und alltägliche Erziehungsfragen. Neben der Schlafberatung ist mein Fachgebiet die bindungsorientierte Eingewöhnung in Krippe, Kita oder bei der Tagesmutter/-vater.

DANKSAGUNG

Wir möchten uns bedanken: An erster Stelle sagen wir DANKE zu unseren wundervollen Kindern. Danke, dass ihr so seid, wie ihr seid! Danke, dass ihr uns zu den Mamas gemacht habt, die wir sind!

Dank euch sind wir gewachsen und haben weitergedacht. Ihr habt den Grundstein für dieses Buch gelegt. Ohne euch würde es dieses Buch nicht geben. Danke.

Wir danken unseren Familien und Freunden für die Unterstützung bei all unseren Projekten.

Ich (Caroline) danke meinem Mann für die Hilfe. Ohne dich hätte ich meinen Part nicht schreiben können! Danke für die Zeit, die du mit lesen und Fragen stellen verbracht hast.

Ein großes Dankeschön geht auch an unsere Begleitfamilien. An diejenigen Eltern, die uns und unserer Arbeit Vertrauen geschenkt haben und uns durch ihre Anliegen vieles gelehrt haben. Durch eure Fragen haben wir uns weitergebildet, geforscht und uns laufend auf den aktuellen Stand gebracht. Durch die Arbeit mit euch Eltern haben wir die wahren Schwierigkeiten und Probleme von Eltern kennengelernt und dank unserer Zusammenarbeit mit vielen unterschiedlichen Familien können wir vielen weiteren Eltern helfen. Wenn du also dieses Buch in deinen Händen hältst und bei einer von uns beiden eine Beratung hattest, dann kannst du dir auf die Schultern klopfen. Deine Fragen und Schwierigkeiten sind Teil dieses Buches.

Wir bedanken uns bei Mark Wachsmann vom humboldt Verlag für das Mut machen, Ängste auffangen, den Ansporn und die vielen lustigen Meetings. Danke für dein Vertrauen in uns. Wir bedanken uns auch bei unserer Lektorin Petra Nitsche für die großartige Zusammenarbeit mit uns. Danke für die tollen Ideen und Inspirationen.

Wir danken unserer Community auf Instagram, dass ihr unsere Beiträge teilt und verbreitet und dass ihr unseren Impulsen vertraut. Wir danken unseren treuen Leser*innen für die kontinuierliche Unterstützung.

Wir danken jedem, der unsere Arbeit wertschätzt und unsere Herzensangelegenheit, Eltern bindungs- und bedürfnisorientiert zu begleiten, unterstützt.

Und liebe Leser*in, wir danken natürlich dir! Ja, dir. Dafür, dass du auf dich und dein Gefühl hörst und versuchst eure Schlafsituation zu verstehen, anzunehmen oder behutsam und kindgerecht zu verändern. Wir danken dir, falls du unser Buch weiterempfohlen hast, da du uns hilfst unsere Message weiterzuverbreiten. Wir danken dir, dass du die Bedürfnisse deines Kindes im Blick behältst und berücksichtigst.

Danke an die vielen Menschen, die die Welt kindgerechter und kinderfreundlicher gestalten wollen. Danke an alle, die sich für Kinder stark machen und laut sind.

LITERATUR

Ball, H. (2006). Parent-infant bed-sharing behavior. Human Nature. 17. 301-318. DOI: 10.1007/s12110-006-1011-1

Bier et al. (2013). Bindung und Stillen – Ein Thema für die Kinder- und Jugendtherapie? Verhaltenstherapie mit Kindern und Jugendlichen – Zeitschrift für die psychosoziale Praxis 9(2)/2013, S. 69–78.

Blair et al. (2020). Bedsharing and Breastfeeding: The Academy of Breastfeeding Medicine Protocol #6, Revision 2019, Breastfeeding Medicine Vol. 15No. 1. DOI: 10.1089/bfm.2019.29144.psb

Blair, P. S., Humphreys, J. S., Gringras, P., Taheri, S., Scott, N., Emond, A., Henderson, J. & Fleming, P. J. (2012). Childhood sleep duration and associated demographic characteristics in an English cohort. *SLEEP* 2012;35(3):353–360. doi: 10.5665/sleep.1694.

Brisch, K. H. (2014). Säuglings- und Kleinkindalter: Bindungspsychotherapie – Bindungsbasierte Beratung und Psychotherapie. (5. Auflage). Stuttgart: Klett-Cotta. ISBN: 978-3-608-94824-0

Brisch, K. H. (2020). Kindergartenalter: Bindungspsychotherapie – Bindungsbasierte Beratung und Psychotherapie. (3. Auflage.) Stuttgart: Klett-Cotta. ISBN: 978-3-608-94830-1

Becker-Stoll, F., Beckh, K. & Berkic, J., (2018). Bindung – eine sichere Basis fürs Leben: Das große Elternbuch für die ersten 6 Jahre. Kösel-Verlag; 2. Version. ISBN: 978-3-466-31081-4

Elias et al. (1986). Sleep/Wake Patterns of Breast-Fed Infants in the First 2 Years of Life, Pediatrics 77/1986, S. 322–329. PMID: 3951913

Iglowstein et al. (2003). Sleep Duration From Infancy to Adolescence: Reference Values and Generational Trends. Pediatrics 2003; 111: 302–307. DOI: 10.1542/peds.111.2.302

Jenni et al. (2003). Perzentilenkurven für die Schlafdauer in der ersten 16 Lebensjahren, pädiat.prax. 63, 481–489.

Jenni et al. (2005). A Longitudinal Study of Bed Sharing and Sleep Problems Among Swiss Children in the First 10 Years of Life, 115/2005, S. 233–240. DOI: 10.1542/peds.2004-0815E

Joseph, R. (2000). Fetal brain behavior and cognitive development. Developmental Review, 20(1), 81–98. https://doi.org/10.1006/drev.1999.0486

Largo, R. H. (2019): Babyjahre: Entwicklung und Erziehung in den ersten vier Jahren (2. Auflage). München: Piper Verlag GmbH. EAN 978-3-492-30684-3

Maier, K., Ambühl-Caesar, G. und Schandry, R. (1994). Entwicklungspsychophysiologie: Körperliche Indikatoren psychischer Entwicklung. Weinheim: Beltz Verlag. ISBN 10: 3621271600 ISBN 13: 9783621271608

McKenna, J. J. (2014). Night waking among breastfeeding mothers and infants, Conflict, congruence or both? Evolution, Medicine and Public Health 2014, S. 40–47. https://doi.org/10.1093/emph/eou006

McKenna, J. J. & McDade, T. (2005). Why babies should never sleep alone: A review of the co- sleeping controversy in relation to SIDS, bedsharing and breast feeding. Paediatric Respiratory Reviews 6/2005, 134–152. DOI: 10.1016/j.prrv.2005.03.006

Mindell, J. A., Sadeh, A., Kwon, R. & Goh, D. Y. (2013) Cross-cultural differences in the sleep of preschool children. Sleep Med. 2013 Dec;14(12):1283-9. doi: 10.1016/j.sleep.2013.09.002. Epub 2013 Sep 21. Erratum in: Sleep Med. 2014 Dec;15(12):1595-6. PMID: 24269649.

Middlemiss, W. & Kendall-Tackett, K. (2016). What you should know about Cry it Out: Excerpt From The Science of Mother-Infant Sleep. Texas: Praeclarus Press, LLC. ISBN: 978-1-939807-59-5

Moon, R. Y. (2007): Sudden infant death syndrome, Zeitschrift: THE LANCET, Ausgabe 370 (2007), Seiten: 1578–1587. DOI: 10.1016/S0140-6736(07)61662-6

Oerter, R., Montada, L. (2008). Entwicklungspsychologie (6. Auflage) Weinheim, Basel: Beltz Verlag. ISBN 3-621-27607-6; 978-3-621-27607-8

Paavonen et al. (2020). Normal sleep development in infants: findings from two large birth cohorts, Sleep Medicine 69/2020, S. 145-154. DOI: 10.1016/j.sleep.2020.01.009

Pinel, J. P. J., & Pauli, P. (2012). Biopsychologie (8. Auflage). München: Pearson. Print-ISBN: 978-3-86894-343-6. E-ISBN: 978-3-86326-834-3

Prechtl, H. F. R. & O´Brain, M. J. (1982). Behavioral states of the full-term newborn. The emergence of a concept. In P. Stratton (Ed.), Psychobiology of the human newborn (pp. 53-73). Chichester et al.: John Wiley & Sons, ltd. ISBN 0–631–23337–7

Renz-Polster, H. (2009). Kinder verstehen, Born to be wild: Wie die Evolution unsere Kinder prägt, (9. Auflage). ISBN-10 3466308240

Renz-Polster, H. & Imlau, N. (2016): Schlaf gut, Baby! Der sanfte Weg zu ruhigen Nächten (3. Auflage). ISBN-103833845988

Schmidt, N. (2020). Der Eltern Kompass, Was ist wirklich gut für mein Kind? Alle wissenschaftlichen Studien ausgewertet. ISBN-103833875267

Sears, W. (1991). Schlafen und Wachen: Ein Elternbuch für Kindernächte (3. Auflage). Biel: Schüler AG. ISBN-13978-3906675039

Solter, Aletha J. (2013). Spielen schafft Nähe – Nähe löst Konflikte: Spielideen für eine gute Bindung (2. Auflage). München: Kösel-Verlag. ISBN-103466310261

Online-Quellenangaben

https://www.healthychildren.org/English/ages-stages/baby/sleep/Pages/Preventing-SIDS.aspx (letzter Aufruf 22.02.2022)

https://www.healthychildren.org/English/ages-stages/baby/diapers-clothing/Pages/Swaddling-Is-it-Safe.aspx (letzter Aufruf 24.02.2022)

https://www.unicef.org.uk/babyfriendly/news-and-research/baby-friendly-research/infant-health-research/infant-health-research-bed-sharing-infant-sleep-and-sids/ (letzter Aufruf 23.02.2022)

https://www.dgsm.de/fileadmin/dgsm/netzwerke/paediatrie/Mittags-schlaf_Empfehlungspapier.pdf (letzter Aufruf 20.02.2022)

Deutsche Gesellschaft für Schlafforschung und Schlafmedizin (DGSM), AG Pädiatrie, Schlafstörungen bei Säuglingen, Kleinkindern, Kindern und Jugendlichen, abrufbar unter https://www.dgsm.de/fileadmin/patienteninformationen/ratgeber_schlafstoerungen/Schlafstoerungen_bei_Saeuglingen_Kleinkindern_Kindern_und_Jugendlichen.pdf (letzter Aufruf 05.03.2022)

McKay, The myth of baby sleep regressions, What's really happening to your baby's sleep, abrufbar unter https://www.pinkymckay.com/the-myth-of-baby-sleep-regressions-whats-really-happening-to-your-babys-sleep/ (letzter Aufruf 18.03.2022)

Lüpold, Die Vorteile des nächtlichen Stillens – auch nach dem 1. Geburtstag, in: Stilllexikon, abrufbar unter https://www.still-lexikon.de/die-vorteile-des-naechtlichen-stillens-auch-nach-dem-1-geburtstag/ (letzter Aufruf 22.02.2022).

https://www.stillen-institut.com/media/bindung-und-stillen-vtkiju-2013.pdf (letzter Aufruf 08.02.2022)

Bibliografische Information der Deutschen Nationalbibliothek
Die Deutsche Nationalbibliothek verzeichnet diese Publikation in der deutschen Nationalbibliografie; detaillierte bibliografische Daten sind im Internet über https://dnb.de abrufbar.

ISBN 978-3-8426-1684-4 (Print)
ISBN 978-3-8426-1685-1 (PDF)
ISBN 978-3-8426-1686-8 (EPUB)

Originalausgabe

Die Ratgebermarke der Schlütersche Fachmedien GmbH
Hans-Böckler-Allee 7, 30173 Hannover
www.humboldt.de
www.schluetersche.de

Aus Gründen der besseren Lesbarkeit wurde in diesem Buch teilweise die weibliche oder die männliche Form gewählt, nichtsdestoweniger beziehen sich Personenbezeichnungen gleichermaßen auf Angehörige des weiblichen und männlichen Geschlechts sowie auf Menschen, die sich keinem Geschlecht zugehörig fühlen.

Autorinnen und Verlag haben dieses Buch sorgfältig erstellt und geprüft. Für eventuelle Fehler kann dennoch keine Gewähr übernommen werden. Weder Autorinnen noch Verlag können für eventuelle Nachteile oder Schäden, die aus in diesem Buch vorgestellten Erfahrungen, Meinungen, Studien, Methoden und praktischen Hinweisen resultieren, eine Haftung übernehmen.

Lektorat: Petra Nitsche, Bremen
Covergestaltung: ZERO, München
Covermotiv: Getty Images / Amax Photo
Abbildungen: stock.adobe.com: Magdalena (Sternenmuster), glorcza (S. 95), Sylfida (S. 95)
Satz: PER MEDIEN & MARKETING GmbH, Braunschweig
Druck und Bindung: gutenberg beuys feindruckerei GmbH, Langenhagen